미드라이프 케어

중년 이후 건강하고 활기차게 사는 법

미드라이프 케어

중년 이후
건강하고 활기차게
사는 법

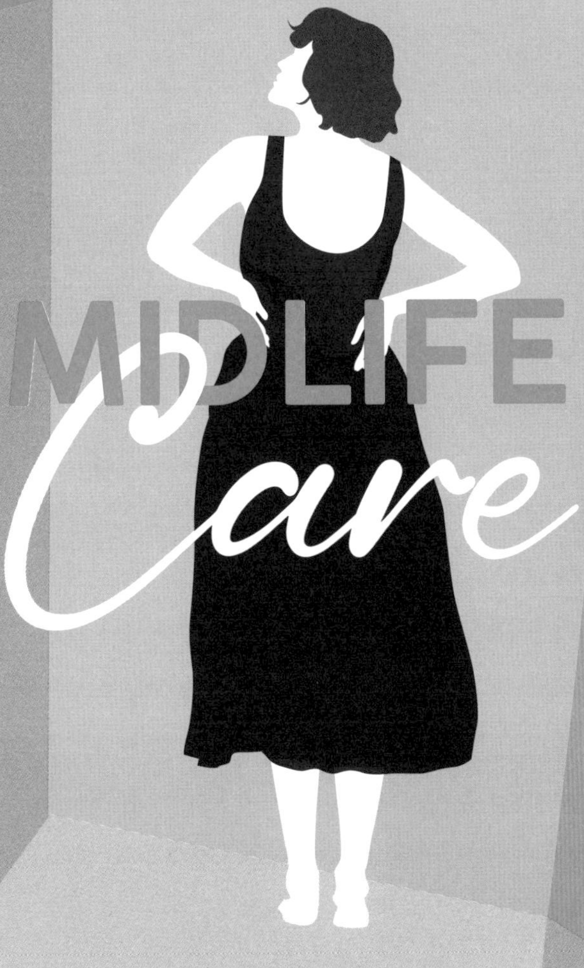

주자네 에셰 벨케·주잔 키르슈너 브로운스 지음 | 장혜경 옮김

심플라이프 contents group

들어가며

세상 모든 일엔 다 때가 있다.

의사이자 엄마, 아내이자 친구이며 호르몬 전문가인 우리 두 필자에게는 지금이 바로 그때다. 지금이야말로 중년 여성의 의학적 특수성, 개인의 필요, 그동안 간과해왔던 기회를 제대로 조명해야 할 때다. 우리는 그 일을 하려 한다.

병원에서는 갱년기 증상이 분명한데도 여성을 그냥 집으로 돌려보내거나 충분한 치료를 하지 않는다. 월경을 하는 여성은 아직 갱년기가 아니라는 믿음이 여전하기 때문이다. 이미 폐경을 한 여성 역시 증상을 제대로 짚어 최대한 고통을 덜어주어야 할 것이다.

최근 들어 예전보다 이른 나이에 호르몬 장애가 늘어나는 것은 그동안 증상을 홀대했기 때문이다. 이러한 의미에서 이 책은 폐경

이전의 호르몬 변화에도 관심을 기울이고 그것을 (갑상선, 스트레스, 장, 영양, 성호르몬, 환경호르몬 등) 더 큰 연관 관계에서 살피는 최초의 갱년기 예방서다.

필자들은 첫 세대다. 후생유전학, 스트레스 의학, 미생물 연구, 영양의학 등 최신 과학의 연구 결과를 건강 증진에 활용할 수 있는 첫 세대 여성들이다. 따라서 우리는 이 책에 여러 분야의 최신 연구 결과들을 잘 추려 담았다. 뿐만 아니라 수많은 환자들을 치료해 온 경험, 그들과 나눈 대화, 인터뷰, 독자 편지의 내용, 우리 개인의 체험담 역시 선별하여 충실히 담았다. 또한 중년 여성들의 생각과 바람, 희망과 욕망도 조명하려 한다. 이 나이에 집중할 것은 무엇인가? 어떻게 해야 다 편히 내려놓을 수 있을까? 오늘날의 여성성은 무엇인가? 우리 여성들은 어떤 목표와 꿈이 있으며 어떻게 그 꿈을 실천할 수 있을까?

격동의 호르몬 변화 시기를 건강하고 안전하게 보내기 위해서는 마음의 의사도 불러낼 필요가 있다.

이 모든 의미에서 우리는 독자 여러분이 아프지 않고 에너지가 넘치며 스트레스가 없기를, 충만하고 원만하면서 아름답고 흥미롭고 섹시하고 행복한 삶을 영위하기를 바란다.

차례

3부 호르몬의 균형을 잡자

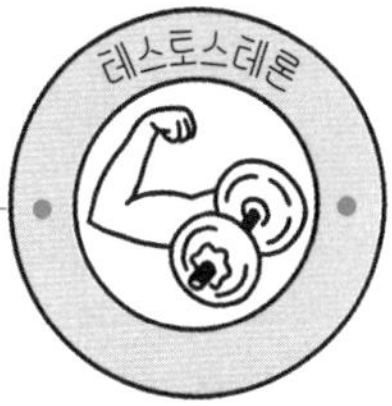

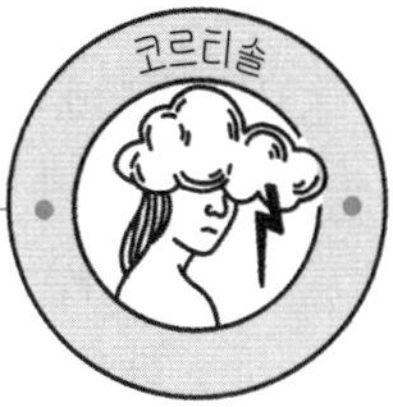
코르티솔

5부 셀프케어, 자기를 돌보는 법

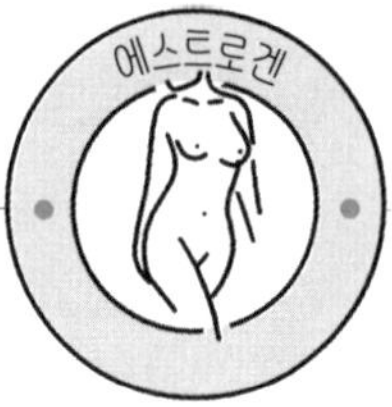

1부

호르몬의 소용돌이

MIDLIFE Care

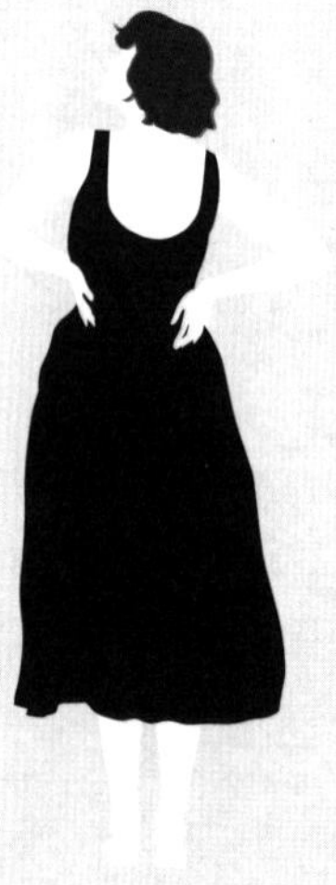

1.

다들 그렇겠거니 하고 있다면

호르몬이 바뀌는 갱년기엔 꼭 롤러코스터를 탄 것만 같다. 기분이 오르락내리락 변덕을 부린다. 잔뜩 기대하며 부풀다가도 세상이 곧 무너질 것처럼 곤두박질친다. 심장은 두근거리고 땀은 비 오듯 솟구치고 숨은 가쁘다. 그러다 롤러코스터에서 내려와 발이 다시 땅에 닿으면 뿌듯한 자부심과 함께 쓸쓸한 비애가 밀려든다. 무사히 버텨냈기에 자부심이 들지만 다 지나버렸기에 쓸쓸한 것이다. 그러나 삶은 끝없는 변화이기에 스릴과 풍성한 경험으로 가득하다. 덴마크의 철학자 쇠렌 키르케고르는 말했다. 인생이란 앞으로는 살아야 하는 것이고 뒤로는 이해해야 하는 것이라고.

우리 두 필자도 그랬다. 여자의 몸에 관해서라면 누구 못지않게 많이 알았지만 정작 진정한 이해는 나중에야 찾아왔다. 그게 놀라운

건 우리가 의사이기 때문이다. 의사이기에 여성이 40대가 되면 어떤 일들이 벌어질지 누구보다 잘 알았다. 대학 시절 산부인과 관련 강의를 수없이 들었고 적지 않은 시간을 산부인과에서 일했다. 그러니 여성의 호르몬 변화 규칙에 대해서도 잘 알았다. 여성의 중요한 두 가지 성호르몬인 에스트로겐과 프로게스테론이 언제 줄어들고 늘어나는지, 그런 호르몬 변화가 몸에 어떤 영향을 미치는지 누구보다 잘 알았다.

그렇게 생각했다. 누구보다 잘 안다고 믿었다. 하지만 막상 내 이야기가 되니 사정이 달랐다. 물론 우리 역시 다른 여성들과 마찬가지로 평생 동안 호르몬의 힘을 몸으로 느끼며 살았다. 월경이 시작되기 며칠 전에도 그랬고 아이를 낳은 직후에도 그랬다. 사춘기의 '부작용'으로 가슴이 커지기 시작할 때 밀려드는 그 미묘한 감정, 그리고 월경과 함께 찾아오는 하복부의 불쾌한 느낌과 두통을 모르는 여성이 어디 있겠는가? 어떤 경우는 호르몬 양이 증가하기 때문이고 또 다른 경우는 호르몬 양이 줄어들기 때문이다. 월경전증후군(PMS)은 여성 80퍼센트가 매달 월경 전에 겪는 복통, 요통, 구역감, 두통, 우울감이며 원인은 호르몬 변화이다. 이렇게 본다면 여성들은 정말로 평생을 오르락내리락하며 사는 셈이다.

호르몬 변화가 특히 크게 느껴지는 때는 임신 기간이다. 임신 기간에는 에스트로겐과 프로게스테론 수치가 매우 높다. 태아 보호를 위해 골반의 혈액순환을 돕고, 자궁점막, 유방, 태반을 키우려는 목적에서다. 때문에 출산 후 2~10일 사이에 산모는 상당히 모순되는 감정에 사로잡힌다. 행복해서 미칠 것 같다가 어느 순간 갑자기 울음을 터트리게 되는 것이다. 필자들 역시 그런 경험이 있다.

그러나 사춘기와 임신 기간의 기분 변화가 아무리 힘들다 해도 갱년기 증상에 비하면 맛보기에 불과하다. 정신적·육체적 피로, 이유 없는 슬픔, 우울, 불쾌감, 두통, 조울증 등, 쉬지 않고 변하는 호르몬 수치가 유발하는 갱년기 증상들은 실로 끝이 없기 때문이다.

잠깐, 잠깐만! 뭐? 갱년기라고? 이제 겨우 40대 초반, 중반인데? 농담이지?

절대 농담이 아니다. 호르몬 변화와 그에 따른 증상들은 여성이 아직 월경을 하고 있을 때 나타날 수 있기 때문이다. 갱년기는 50살이 되어야 시작되는 것이 아니라는 사실은, 호주 퀸즐랜드대학교의 전염병학 및 생물통계학과 과장 기타 미시라(Gita Mishra) 교수가 2017년에 의학 전문지 〈리프로덕션〉에 발표한 「호주 여성의 건강에 관한 장기 연구」(ALSWH)의 결과만 보아도 잘 알 수 있다. 유럽, 아시아, 호주의 여성 5만 1000여 명을 조사한 이 연구 결과에 따르면 초경을 일찍(11살 이전에) 시작한 여성의 경우 44살 이전에 갱년기 증상이 나타날 위험률이 무려 80퍼센트였다. 초경을 12살에 시작한 경우 위험률은 12퍼센트다.(13살일 경우 9퍼센트다.) 더구나 출산을 하지 않은 여성은 40대 초반이나 중반에 갱년기가 찾아올 위험성이 두 배 더 높다.

많은 여성들이 호르몬 변화로 인한 증상을 너무 늦게 깨닫는다. 의학적으로는 폐경 이전(40세 이전)과 폐경전기(perimenopause, 호르몬 변화의 시작에서 폐경까지), 폐경 이후(postmenopause)를 나누지만 우리 머리에는 '50은 넘어야'라는 생각이 확고히 자리를 잡고 있다. 그렇다 보니 50살이 넘어서야 거우 몸의 소리에 귀를 기울이고 치료도 하기 시작하는 것이다. 사실 40대 초반에는 호르몬 변화를 거의 느끼지 못한다.

필자들은 물론이고 우리를 진료한 의사들도 별반 다르지 않았다. 그런 탓에 우리는 40대 초반과 중반을 병원 순례로 다 보냈다. 등과 관절이 아파서 정형외과를 찾았고 갑자기 어지럽고 편두통이 생겨 신경과를 찾았으며 심장이 벌렁거려 심장내과를 찾았고 피부가 예민해지고 난생처음 알레르기가 심해져서 피부과를 찾았다. 또 땀이 나고 잠이 오지 않으며 머리카락이 빠지고 피부가 건조해지고 성욕이 떨어져 산부인과를 찾았다. 몇 달 사이에 우리 자신도 모르게 배와 엉덩이에 둥지를 튼 어마무시한 살을 보면서는 우리뿐 아니라 동료와 이웃, 아이들과 남편까지 할 말을 잃었다. 갑자기 단어가 떠오르지 않거나 통 집중을 못 할 때면 치매 초기 증상이 아닌가 고민했다. 주변 사람들은 물론이고 우리 자신도 차차 미친 게 아니면 최소 조울증일 거라고 걱정을 했다. 이 정도만 해도 돌아버릴 지경인데 우울감마저 짐을 보탰다. 정말로 가슴이 답답하고 마음이 너무 울적했다. 그 우울함이 마지막 남은 힘까지 몽땅 앗아 가버렸다.

다른 수많은 여성들이 그러했듯 우리 두 사람도 전혀 예상치 못했다. 한창 바쁠 황금 같은 나이에 갑자기 몸과 마음이 뒤죽박죽되어버렸으니 말이다. 우리가 아는 것은 단 한 가지였다. 예전으로 돌아가고 싶다는 것! 다시 예전처럼 냉철한 사고를 할 수 있기를, 기분에 휘둘리지 않기를, 통증 없이 인생을 즐길 수 있기를 바랐다. 정말이지 모든 것이 예전과 같기를 바라고 또 바랐다.

호르몬 때문이냐는 질문에 산부인과 의사는 대답했다. "그럴 가능성은 매우 낮아요. 그렇기엔 너무 젊잖아요. 검사는 해볼 테지만 사실 별 소용은 없어요. 설사 호르몬 때문이라 하더라도 호르몬 대체요법을 권하고 싶지는 않아요. 너무 위험하거든요. 이 시기는 그냥 참고 견디는 수밖에 없어요. 그렇잖아요. 어차피 늙는 과정이니까요." 내가 물었다. "얼마나 갈까요?" 의사가 대답했다. "글쎄요. 갱년기(更年期)가 괜히 갱년기겠어요? 바뀌니까 갱년기지."

그러니까 우리 자신부터가 이 시기에 대해 아는 것이 너무 없었다. 정신을 차려보니 우리만 그런 게 아니었다. 우리 환자들도, 친구들도, 우리가 만나는 모든 여성들이 자신의 몸과 욕구에 대해 아는 것이 별로 없었다. 당연히 의사의 전문적 도움도 제때에 받을 수가 없다. 갱년기 증상은 훨씬 나중에야 찾아오는 것이라 여기거나 그냥 자연스러운 노화의 과정으로 치부해버리기 때문이다. 늙으니 당연히 힘이 없고 머리카락이 빠지고 근육이 빠질 것이다. "안 그런 사람이 어디 있어? 아프다고? 늙어서 안 아픈 사람은 또 어디 있어? 다들 그냥 참고 사는 거지."

그런 태도를 향해 우리는 결단코 "No"를 외치고 싶다. 있는 힘껏 고함을 지르고 싶다. 아냐! 아니라고! 혼자서 참고 견뎌야 할 일이 아니란 말이야! 지금은 19세기가 아니다. 인간의 몸이 어떻게 작동하는지 아무도 모르던 암흑의 시대가 아니다. 요즘에 어떤 치과의사가 부분 마취도 안 하고 이를 뽑는가? 1980년대만 해도 신생아는 신경 체계가 아직 다 발달하지 않아서 통증을 못 느낀다고 믿었다. 그래서 수술을 할 때 마취는 하되 진통제를 투여하지 않았다. 요즘엔 어떤 의사도 그런 짓을 하지 않는다. 2000년까지만 해도 자궁의 종양이 양성이라도 가임기 여성의 자궁까지 적출했다. 아이를 낳고 나면 자궁은 아무 쓸모 없는 기관이라고 생각했다. 자궁을 덜어내면서 난소도 같이 제거했다. 나이가 50인 여성이 난소가 왜 필요하겠느냐며. 조사에 따르면 2012년 18세에서 79세까지의 독일 여성 중 6분의 1이 자궁이 없었다. 남성 산부인과 의사들이 더 적출에 호의적이었다는데…….

지금 우리는 호르몬 생산에 난소가 얼마나 중요한지를 잘 알고 있다. 심지어 자궁 적출을 한 후에도 그렇다.

이런 이야기들이 우리에겐 너무 구식으로 느껴지지만, 사회, 정치, 문화 분야와 마찬가지로 의학 역시 당대의 지식과 학문의 수준에서 자유롭지 못하다는 증거는 수없이 많다. 성역할도 세월과 함께 급변하고 있다.

우리는 지금 역사적으로 유일무이한 상황을 살고 있다. 임신중지 권리 운동과 미투 운동으로 촉발된 페미니즘 논의는 여성들에게 자신의 상황을 냉철하게 돌아보고 자신의 욕구에 충실하자는 메시지를 전달하였다. 여자는 단순한 재생산의 도구가 아니다. 그렇기에 마흔 중반의 여성 역시 능력과 지식, 매력을 갖춘 이 사회의 중요한 구성원이다. 여전히 사회 활동에 참여하고 육아에 기여하며 국민총생산에 일조하는 멋진 일꾼인 것이다. 그 모든 것이 호르몬 몇 가지가 달라졌다고 해서 갑자기 중단될 수는 없는 일이다.

요즘엔 〈뉴요커〉 같은 유명 언론에서도 자주 이런 주제를 다룬다. 〈뉴요커〉 2019년 6월 24일자에는 하버드대학교 졸업생이자 작가인 사라 만구소(Sarah Manguso)의 에세이가 실렸다. 몇 페이지에 걸친 그 에세이에서 저자는 중년 여성이 지닌 사회적, 시장경제적 힘의 중요성을 강조하였다.

우리가 생각을 바꿔야 할 이유는 또 있다. 100년 전만 해도 여성의 평균 수명은 52.5세에 불과했다. 높은 출산 사망률도 한 가지 이유였다. 그 말은 100년 전까지만 해도 갱년기를 겪은 여성이 지금보다 훨씬 적었다는 소리다. 지금은 평균 수명이 30년가량 더 늘어나서 여성의 평균 수명이 무려 83세다. 그러니까 우리 역시 앞으로 많은 시간을 더 살 가망이 매우 높은 것이다.

다시 한번 말하지만 우리는 인류 역사에서 유례없는 시대를 살고 있다. 마흔 혹은 쉰의 나이로도 남은 나날들을 어떻게 보낼지 고민할 수 있게 된 것이다. 아마 대다수는 무엇보다 건강을 최우선으로 꼽을 것이다. 실제로도 그 나이엔 통증과 만성 질병이 없는 상태가 최고의 자산이다. 다행히 호르몬 불균형으로 인한 문제라면 합당한 치료법이 존재하므로 호르몬에서 비롯한 고통은 매우 효과적으로 줄일 수가 있다.

이렇듯 우리에겐 이 시기를 건강하고 행복하게 보낼 수 있으며,

나아가 우리의 이상과 꿈을 위해 적극 활용할 수 있는 사회적 기회와 의학적 방법이 있다. 어떤 여성도 혼자서 꾹꾹 참을 필요가 없다. 우리에겐 후생학, 스트레스 의학, 영양의학이 밝혀낸 새로운 연구 결과들이 있고, 생물 동일 호르몬 형태의 호르몬 대체요법이 존재한다. 그러니 혼자 참고 견디거나 끙끙 앓을 필요가 없는 것이다.

또 한 가지 측면이 흥미롭다. 마흔에서 쉰까지의 시기는 영혼이 거듭나려는 시간이다. 달리 말해 지금껏 잊고 살았던 자신을 찾아 나설 수 있는 중요한 시간인 것이다. 나는 누구이며 어떤 사람이 되고 싶은가? 나는 지상에 어떤 임무를 띠고 왔을까? 몇몇 여성들은 갱년기가 되고서야 과거의 자신을 닮은 사람들, 진정으로 사귀고 싶었던 사람들과 만나게 되었다고 말했다. 그동안은 직장을 구하고 가정을 이루고 생활비를 벌기 위해 대부분의 시간을 보냈다. 어른의 역할을 다하기 위해 혹은 자신에게 맡겨진 역할에 충실하기 위해 노력했다. 엄마 역할, 아내 역할, 딸 역할, 동료 역할……. 하지만 이 모든 역할 뒤에 숨은 나는 과연 누구란 말인가?

그래서 우리는 자기 돌봄과 자기 공감, 자아실현에 대해서도 많은 이야기를 나눌 것이다. 언뜻 이기적으로 들릴 수도 있지만 이 주제들은 우리가 생각하는 것 이상으로 스트레스 해소와 건강에 도움이 된다.

예나 지금이나 여성들은 호르몬의 연관 관계와 그것이 우리의 몸과 에너지, 기분과 능력, 건강과 몸무게에 미치는 영향을 잘 알지 못한다. 그런데 배경 지식은 어마어마한 동기 부여를 할 수 있다. 어떤 조치가 어떤 의미를 갖는지 안다면 좀 더 쉽게, 또 더욱 굳은 각오로 변화와 치료를 위해 노력할 것이다. 건강을 유지하거나 회복하려는 조치가 지극히 논리적으로 생각될 테니까 말이다.

이 책은 호르몬에 관한 각종 정보를 세세히 살펴볼 것이다. 정통 의학과 자연의학, 심리학은 물론이고 동양의 전통 의학이나 바디 마인드 의학 같은 다른 보건 체계의 정보들도 놓치지 않으려 한다.

정통 의학은 과학적인 방법으로 그 효과가 입증된 입증의학(Evidence Based Medicine)이다. 하지만 오랜 시간 의사와 의학 전문 기자로 활동한 경험을 통해 우리는 입증의학조차도 항상 객관적이지는 않다는 사실을 잘 안다. 경제적 이해관계와 로비 등으로 특정 약품이나 치료법의 개발이 촉진되거나 방해받을 수 있기 때문이다. 게다가 많은 제약회사와 연구자들이 주로 건강한 젊은 남성을 대상으로 테스트를 실시한다. 따라서 용량은 물론이고 부작용 역시도 여성에게 맞지 않는 경우가 많다. 더구나 약학의 역사를 살펴보면 허가를 받은 직후엔 칭송이 자자하다가 시간이 가면서 '예상치 못한' 부작용이 발견되어 사용이 제한되거나 아예 금지되는 경우도 있다. 가령 1977년까지만 해도 합성 에스트로겐 디에틸스틸베스트롤(Diethylstilbestrol)을 임신 초기 여성에게 유산 방지 목적으로 처방했다. 그런데 그 약이 태아에게 해를 입히며, 특히 딸인 경우 질암을 유발한다는 사실이 밝혀졌다. 반대의 경우도 있다. 예전엔 심근경색 환자에게 심박수를 낮추는 베타차단제를 투여하자는 생각을 절대 하지 못했다. 하지만 요즘엔 그런 처방을 하지 않는다면 문제 있는 의사일 것이다.

열심히 연구해서 효과를 입증했는데도 정통 의학이 받아들이지 않은 경우도 있었다. 가령 예전에 크론병과 대장염 같은 염증성 만성 장 질환 환자에게 살아 있는 균인 프로바이오틱스와 발효 식품을 권하는 의사가 있었다면 아마 미친놈 취급을 받았을 것이다. 그것이 무작위대조군 연구를 통해 입증될 수 없는 메커니즘이었기에 환자 수천 명에게서 질병 완화 효과가 관찰되었는데도 착시라 믿었고 기껏해야 플라시보 효과 정도로 취급해버렸던 것이다. 그러나 2003년 새로 개발된 기술 덕분에 인체의 모든 유전자가 해독되면서 사정이 완전히 달라졌다. 학자들이 이 기술을 이용해 인체 내 박테리아 유전자 전체를 확인하였는데, 2014년에 밝혀진 연구 결과를 보면 인간의 장에는 천억 마리가 넘는 '착한' 박테리아가 살고 있고 이것들이 면역 체계를 강화하고 염증, 암 등을 막아줄 뿐 아니라 정신 건강에도 매우 유익한 영향을 미친다고 한다. 수천 년 전부터 전 세계 모든 문화권에서 널리 활용되던 지식을 의학이 인정을 하기까지 그렇게 많은 시간이 필요했던 것이다. 지금은 항생제 치료 후 다시 장내 세균을 키우거나 염증성 만성 장 질환의 증상 완화를 위해 프로바이오틱스를 처방하는 의사에게 손가락질을 할 사람은 없다. 이것만 보아도 치료법을 판단할 때는 신중하고 겸손해야 한다는 사실을 새삼 절감할 수 있다. 기술적 혹은 생화학적 입증 방법이 아직 없다는 이유만으로 치료법을 함부로 무시해서는 안 될 일이다.

이 책에서 우리는 다양한 의학과의 최신 입증의학 연구 결과는 물론이고 실제 의료 현장의 가이드라인과 사례, 의사들의 소중한 내부 정보까지 소개할 것이다. 또 경험상 많은 여성들의 증상을 완화시켜주었거나 예방해준 치료법도 짚어보려고 한다.

2.

중년 관리는 지금부터!

중년이라고 하면 흔히 40세에서 55세까지의 시기를 말한다. 통계적으로 여성은 51세 무렵에 마지막 월경을 한다. 그리고 그 마지막 월경이 있고 난 일 년 후부터를 폐경이라고 일컫는다. 갱년기 증상이 전혀 없는 행운아 여성들도 그때가 되면 월경이 끊어지기 때문에 호르몬 변화의 결과를 느낄 수밖에 없다.

하지만 앞서도 말했듯 여성의 호르몬 변화는 40대 후반에 시작되는 것이 아니다. 변화는 이미 5년, 10년 전에 시작된다. 호르몬 변화의 연령을 바라보는 달라진 시각은 독일 산부인과및조산협회(DGGG)가 2018년에 발간한 신규 가이드라인에서도 확인된다. "45세 이상 여성의 폐경기 진단은 진료 지침에 따른다. 갱년기 진단을 위한 난포자극호르몬 수치 확인은 (열감이나 월경 주기 변화 등) 갱년기 증상이 있는 40~45세의 여성과 난소기능부전으로 보이는 40세 이하 여성에게만 하도록 한다."

많은 여성들이 40대 초반부터 신체 및 심리의 변화를 감지한다. 하필이면 한창 달려야 할 인생의 러시아워에 말이다. 가정을 꾸렸고 집도 장만했고 회사에서도 어느 정도 탄탄한 지위에 올랐으며, 인간관계에 주력하고 부모님을 보살피고 사회 활동에도 열심이다. 그러다 보니 전보다 피곤하고 기력이 달린다고 해도 별로 이상하다고 느끼지 못한다. 남편을 봐도 욕구가 없고 여행도 시들하고 바지는 쪼이지만 어쨌든 이 정도면 이루어놓은 것이 많다. 그러니 지금껏 살아온 내 인생을 자랑스럽게 생각해도 좋을 것이다. 바쁜 걸음을 잠시 멈추고 잘했다고 자신의 어깨를 톡톡 두드려줄 수 있을 것이다. 그런데 어찌 된 일인지 마음은 점점 더 초조하고 신경은 날로 곤두선다.

의지박약이나 관리 능력의 부족 탓에 그런 것은 결단코 아니다. 야망이 줄어들었기 때문이거나 엄마나 아내로 실패했기 때문은 더더욱 아니다. 아마도 호르몬 수치가 제멋대로 오르락내리락하며 몸을 괴롭히고 마음을 어지럽히기 때문일 확률이 높다. 이 몸은 대체 누구의 몸인가? 이런 몸을 믿어도 되는 것일까?

갱년기에는 다음과 같은 증상들이 나타날 수 있다. 이 중 몇 가지는 우리도 직접 겪은 것들이다. 또 직접 겪지는 않았더라도 친구나 환자, 인터뷰, 상담을 통해 여러 여성들에게서 증상을 전해 들었다. 그 증상을 나열해보도록 하겠다.

폐경기에 나타날 수 있는 증상

몸의 증상

- 열이 확 오른다.
- 기운이 없다.
- 눈이 건조하다. (콘택트렌즈를 착용하기가 힘들다.)
- 이유 없이 근육통과 관절통이 생긴다.
- 두통/편두통이 생긴다.
- 월경전증후군이 심해진다.
- 집중이 안 되고 자꾸 까먹는다.
- 신경이 곤두선다.
- 머리카락이 빠진다.
- 몸무게가 늘어난다.
- 잠을 잘 못 잔다.
- 성욕이 떨어진다.
- 질이 건조하다.
- 성교할 때 통증이 있다.
- 알레르기와 천식이 심해진다.

마음의 증상

- 기분이 오락가락한다. (걸핏하면 눈물이 나고 아무것도 아닌 일에 버럭 화를 낸다.)

- 우울하다.(마음이 허전하고 슬프며 무감각하고 좋은 일이 없다.)
- 불안하다.
- 성욕이 없다.
- 완전히 탈진한 기분이다.
- 머리가 맑지 않다.(머리가 복잡하고 안개가 자욱하게 낀 것 같다.)
- 호기심, 야망, 목표가 없고 목표 달성에 매진할 에너지가 없다.
- 스트레스 저항력이 떨어진다.
- 능률이 떨어진다.
- 마음에 화가 가득하다.(근육이 계속 긴장 상태에 있고 밤에는 이를 간다.)
- 인간관계에 문제가 생긴다.

증상은 각본이 없다. 사람마다 제각각이다. 어떤 여성은 열감이나 질 건조증 같은 신체 증상만 나타나지만 또 어떤 여성은 마음이 불안하고 울적한 증상만 느낀다. 오늘은 이랬다 내일은 저랬다, 증상이 변덕을 부리는 경우도 있고 여러 증상이 결합되어 나타나는 경우도 있다. 가령 집중력이 떨어져서 일을 제대로 처리하지 못하면 스트레스가 더 심해지고, 그 결과 신경이 곤두서고 짜증이 난다. 혹은 밤에 계속 온몸이 땀범벅이 되기 때문에 두 시간에 한 번꼴로 일어나 옷을 갈아입어야 한다. 그럼 수면의 질이 떨어질 것이고 면역체계가 약해져 감염병에 취약해진다.

당연히 여기저기에서 문제가 발생한다. 지금껏 아무 문제 없이 처리해왔던 일상적인 소소한 일들마저 넘을 수 없는 거대한 벽이 되어 앞을 가로막는다. 그 벽 앞에 서서 눈만 껌뻑이며 망연자실한다. 장을 보는 것도, 화분에 물 한번 주는 것도 엄두가 나지 않는다. '너 대체 왜 그래? 정신 차려!' 놀라기도 하고 짜증이 나기도 해서 자신을 다그친다. 주변 사람들의 입에서 그 말이 안 튀어나오면 그나마 다행이다.

너무 걱정하지 않아도 된다. 의사는 아무 이상 없다는데 아무리 쉬어도 피곤하고, 아침에 아들 녀석이 짜증을 부리며 방문을 쾅 닫은 일로 하늘이라도 무너진 양 눈물이 줄줄 흐른다고 해도 미치거나 불치병에 걸린 건 아니니까 말이다. 이 모든 증상은 지극히 '정상'이다. 여기서 정상이라는 말은 원인이 있기 때문에 그런 결과가 나타난다는 뜻이다. 아무 문제 없으니 참고 견디라는 뜻이 아니다.

당연히 '인생은 오십부터' 같은 말을 모토로 삼아 생물학적 시계를 되돌리자는 뜻도 절대 아니다. 삶은 변화이고 노화는 아름다운 것이다. 눈가의 주름은 많이 웃으며 살았다는 뜻이고 엉덩이에 붙은 살은 매력적이다. 흰머리가 싫다면 염색을 하면 된다. 하지만 쉰 살이 서른처럼 보이겠다고 안간힘을 쓰는 것은 외모와 젊음에만 집착하는 그릇된 여성상의 결과다.

중요한 것은 호르몬이 달라져도 몸과 마음의 건강을 유지하는 것이다. 건강과 활력, 균형과 평온에 방점이 찍혀야 한다.

환자의 사례: 갱년기가 일찍 찾아온 경우

38세의 저명한 여성학자 안나가 나의 진료실을 찾아왔다. 결혼은 했지만 자식은 없는 여성이었다. 안나는 최근 들어 여러 가지 증상을 겪고 있는데, 무엇보다 의욕이 없고 잠을 잘 못 자며 밤마다 땀을 흘리고 월경 주기가 불규칙적으로 변했고 성욕과 집중력이 떨어지고 불안하고 우울하다고 했다. 그로 인해 일도 손에 잡히지 않고 남편과도 사이가 안 좋아져서 정신과 치료를 받으며 항우울제를 먹고 있었다. 하지만 증상은 호전되지 않았다.

나는 조기 갱년기가 의심된다는 소견을 밝혔다. 안나 담당 정신과 의사는 안나가 '너무 젊다'는 이유로 나의 소견을 반박했다. 하지만 안나는 호르몬 검사를 받아보자는 나의 제안에 동의했다. 검사 결과는 나의 손을 들어주었다. 프로게스테론 수치가 거의 잡히지 않았고 에스트로겐 수치도 정상치를 한참 밑돌았다.

병원의 여러 과가 힘을 합쳐 통합 치료에 돌입했다. 산부인과에선 생물 동일 호르몬(에스트로겐 크림과 프로게스테론 캡슐)과 DHEA('젊음의 샘물'로 불리는 대표적인 성호르몬, 디하이드로에피안드로스테론) 소량을 처방했다. 안나는 추가로 비타민 D를 먹고 설탕 섭취량을 줄였다. 또 정신과에 도움을 청해 항우울제 복용량을 서서히 줄이다가 완전히 끊었다. 불안과 우울 증상은 심리치료사와 심리 상담을 하여 해소해나갔다.

안나의 상태는 점차 호전되었다. 자기 전에 매일 프로게스테론을 먹자 수면장애와 집중력장애가 눈에 띄게 개선되었다. 신경과민 증상도 좋아져서 전보다 훨씬 만족스럽고 평온한 상태가 되었다.

6개월이 지나자 살도 많이 빠졌고 남편과의 관계도 좋아졌으며 연구 실적도 크게 향상되었다.

이 사례가 말해주듯 갱년기는 우리 예상보다 일찍 찾아올 수 있다. 그러니 의사가 "아직 월경을 하니 괜찮다"고 하더라도 그냥 믿고 안심해서는 안 된다. 증상은 상상이 아니라 엄연한 현실이다. 항상 진지한 자세로 증상에 임해야 한다. 앞에서도 본 독일 산부인과및조산협회의 가이드라인 역시 45세 이하의 여성이라도 해당 증상이 있으면 호르몬 검사를 권장한다.

3.

호르몬은 몸과 마음을 어떻게 조종하나

혈액 1ℓ에 호르몬 100만분의 1g만 들어가도 벌써 반응이 일어날 수 있다. 반응 속도도 엄청 빠를 수 있다. 아드레날린과 노르아드레날린이 대표적이다. 이 호르몬은 우리가 흥분을 하거나 스트레스를 받으면 곧바로 분비된다. 물론 갑상선호르몬 같은 것들은 거북이과여서 분비되고도 며칠이 지나야 효력이 나타나지만 말이다.

1895년에 최초로 아드레날린이 분리, 식별되었다. 이후 약 150종의 호르몬이 우리 몸에서 발견되었다. 하지만 인체 호르몬은 1천종이 넘는 것으로 추정된다. 호르몬은 주로 여섯 곳의 호르몬 분비선에서 생산된다. 시상하부, 뇌하수체, 갑상선, 췌장, 부신, 생식기관이 바로 그 여섯 곳이다. 또 아는 사람은 적지만 장에서도 호르몬이 분비된다. 호르몬은 혈액을 타고 표적 세포에 도착하고 그곳에서

딱 맞는 열쇠, 즉 수용체와 결합하여 목표한 효과를 불러낸다.

시상하부와 뇌하수체는 두뇌에 있는 호르몬 분비선이다. 여기서 분비되는 호르몬은 다른 호르몬 분비선을 조절한다. 가령 갑상선자극호르몬(TSH)은 갑상선의 호르몬 분비를 조절하며, 난포자극호르몬(FSH)은 난소와 고환의 호르몬 생산을 조절한다. 분비선 이외에도 지방 조직, 혈액, 장 등 다른 신체 조직에서도 소량이지만 호르몬이 생산된다.

몇몇 호르몬은 서로 앙숙지간이다. 인슐린과 글루카곤이 대표적이다. 전자는 혈당을 낮추고 후자는 혈당을 올리기 때문에 우리 몸의 혈당 수치가 균형을 유지할 수 있는 것이다. 또 도미노처럼 작용하는 호르몬들도 있다. 시상하부에서 분비되는 갑상선자극호르몬방출 호르몬(TRH)은 뇌하수체를 자극하여 갑상선자극호르몬의 분비를 촉진한다. 그럼 그 호르몬이 다시 갑상선을 자극하여 갑상선호르몬을 생산한다. 에스트로겐과 프로게스테론처럼 협동을 하는 호르몬들도 있다. 임신을 하면 이 두 호르몬이 힘을 합쳐 자궁점막의 성장을 촉진한다.

수요와 공급, 부족과 보충은 호르몬 순환이 결정한다. 아주 적은 양이 엄청난 효과를 낼 수 있는 데다 호르몬 조절 시스템이 워낙 복잡하기 때문에 우리의 호르몬은 스트레스와 수면 부족 등에 매우 취약하다. 시차로 고생을 해본 적이 있다면 수면호르몬 멜라토닌의 비정상적 작동이 어떤 기분을 몰고 오는지 너무나 잘 알 것이다.

호르몬이 여성성을 결정한다

에스트로겐과 프로게스테론은 여성 호르몬이다. 사춘기 소녀의 가슴을 자라게 하고 엉덩이를 둥글게 만들며 월경 주기를 조절하고 임신을 가능하게 한다. 그뿐 아니라 매끈한 피부와 결 좋은 머리카락도 이 두 호르몬 덕분이다. 윤기 나며 찰랑이는 머리카락은 젊음과 건강의 대표적인 신호다. 에스트로겐은 한 가지 호르몬이 아니라 30가지가 넘는 여성 성호르몬들의 집단이다. 에스트로겐은 여성의 월경 주기를 조절하고 자궁의 혈액순환을 촉진하며 조직의 수분 함량을 높이고 골밀도와 혈중 지방에 긍정적 영향을 미친다. 프로게스테론 역시 월경 주기와 임신을 조절한다. 또 자궁점막을 보호하며 정서적 안정 작용을 한다.

이 분야의 전문가인 울름대학병원 소아내분비학과 및 당뇨학과 과장 마르틴 바비치(Martin Wabitsch)는 연구를 통해 호르몬이 우리 행동과 인성의 열쇠라는 깨달음에 이르렀다. 그러니까 여성 호르몬은 우리의 신체뿐 아니라 성격까지 결정한다. 지금 이 시대에도 우리 필자들은 돌봄에 앞장서는 여성들의 성향을 인정하지 않을 수 없다. 여성들은 여성 호르몬, 특히 에스트로겐을 통해 자연스럽게 돌봄의 성격을 갖게 된다. 수천 년 동안 신생아들이 굶어죽지 않고 살아남을 수 있었던 것은 다 여성 호르몬의 이런 특성 덕분이었다.

에스트로겐은 명랑한 기분과 정서적 안정에도 기여한다. 물론 우리의 성격은 여성 호르몬만의 작품은 아니다. 가령 태어날 때부터 코르티솔 분비량이 많은 여성은 남들보다 더 스트레스에 취약하고 공격적일 가능성이 높다. 옥시토신 생산량이 많은 여성은 친화적이고 정서적으로 안정되어 있다. 테스토스테론 수치가 높은 여성은 야망이 높아 투지를 불태운다.

흥미롭게도 갱년기가 시작되면서 기존의 돌봄 역할을 힘들어하는 여성들이 많다. 얼마 전에 카페에 갔다가 옆자리 여성의 말을 우연히 들었다. "내가 다 보살피고 책임져야 하잖아. 힘들어 죽겠어."

지금 당신이 이와 비슷한 기분이 든다면 그건 진화가 만들어준 '돌봄 호르몬' 에스트로겐이 줄어들기 때문일 것이다. 그러니 양심의 가책을 느낄 이유가 없다. 자연은 상당히 현명하다. 이제 때가 되었다. 더 이상 남들에게만 에너지를 쏟을 게 아니라 자신을 돌아보고 에너지의 한 조각이나마 자신에게 건넬 시간이 된 것이다. 이런 '새로운' 의지를 불태울 여성의 테스토스테론은 아직 줄어들지 않았으니까 말이다.

2부

호르몬의 회전목마

MIDLIFE Care

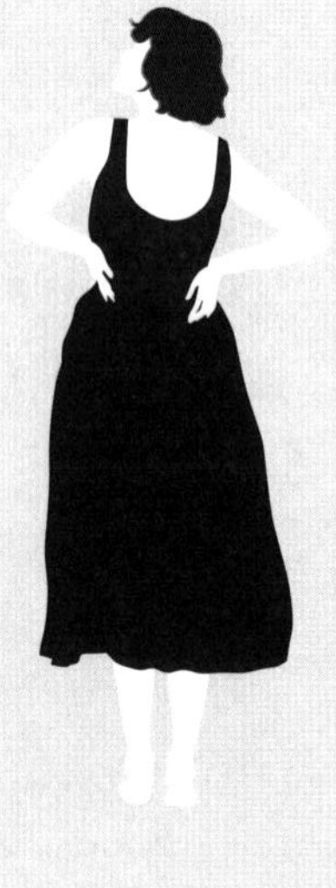

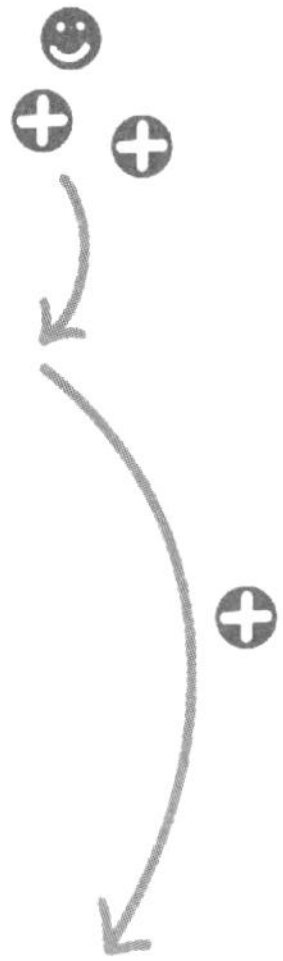

그렇다면 대체 호르몬이란 무엇인가? 이 장에서는 그 질문의 답을 찾아보기로 한다. 호르몬은 어떤 것일까? 이렇게 한번 상상해보자.

다들 좋아하는 동화가 한 편쯤은 있을 것이다. 동화 주인공 중에는 공주가 많다. 그리고 대부분의 공주는 왕국에서 제일 예쁘다. 반짝이는 긴 머리카락에 매끈한 피부는 둘째 치고 성격도 어찌나 좋은지, 명랑하고 착하고 마음씨도 비단결에 두뇌까지 총명하며 힘든 일이 닥쳐도 의연하게 이겨내고 용기 있게 도전한다.

꼬마 아가씨들한테 물어보면 다 공주가 되고 싶다고 대답한다. 어린 시절에 공주가 되고 싶지 않았던 여성이 몇이나 되겠는가? 하지만 솔직히 어떻게 인간이 그렇게 완벽할 수 있을까 남몰래 궁금하고 놀랐을 것이다. 아마 잠자리에 누워 혼자 생각했을지도 모른다.

지어낸 이야기니까 그럴 거야. 실제로는 불가능해.

사실 공주는 혼자서 그 많은 일을 다 잘하는 게 아니다. 눈에 안 보이는 도우미들이 숨어서 공주를 열심히 도와주고 있다. 백설 공주를 도와준 일곱 난쟁이는 말할 것도 없고 수천, 수만의 요정과 요술 할머니, 마법의 동물들이 공주를 대신해 갖가지 일을 해준다.

그들은 공주가 원하는 것을 들어주고 머리를 곱게 빗겨주고 최고급 오일로 피부를 관리해줄 뿐 아니라 먹을 것을 가져다주며 마법의 동산으로 인도하고 황금 마차에 말을 묶는다. 공주는 그저 마차가 마법의 숲을 지나 성문 앞에 멈추어 서면 우아하고 아름다운 자태를 뽐내며 내려, 행복한 얼굴로 가볍게 계단을 걸어 오르기만 하면 된다.

그래, 그런 것이었다.

우리의 진짜 인생도 그렇다. 눈에 보이지 않는 수천의 작은 도우미들이 우리 몸에서 기적을 일군다. 최고의 상태일 때, 다시 말해 딱 맞는 양일 때 호르몬은 여성성을 꽃피우는 젊음의 샘물이 된다. 호르몬이 소녀를 여자로 만든다. 매끈한 피부와 탄력 있는 몸매, 찰랑이는 머리와 풍만한 가슴, 명랑한 성격은 호르몬이 만든 작품이다. 성차별적 의미에서가 아니라 순전히 생물학적 의미에서 말이다.

1.

호르몬은 자극한다

호르몬은 다양한 방식으로 우리 몸을 자극한다. 또 호르몬은 하루의 리듬을 결정하고 면역 체계를 안정시키며 두뇌를 건강하게 유지하고 뼈를 튼튼하게 하며 소화와 혈액순환을 촉진하고 식욕과 체온을 조절한다. 뿐만 아니라 근육과 뼈의 성장, 월경 주기는 물론 온갖 감정과 기분을 조절한다.

인생의 많은 것이 그렇듯 호르몬도 균형이 중요하다. 호르몬이 너무 적거나 많으면 문제가 생기기 때문이다. 가령 갑상선호르몬이 부족하면 몸무게가 늘고 피로하며 변비가 생긴다. 거꾸로 너무 많이 생산되면 불안하거나 심장이 두근거린다.

호르몬을 다루는 학문인 내분비학은 신생 학문 분야다. 어니스트 스탈링(Ernest Starling)은 호르몬을 생산하는 분비선의 중요성을 최초로 파악한 학자이다. 호르몬 분비선의 존재는 당시 해부학적으로 이미 입증되었고 갑상선과 부신의 존재도 모르는 사람이 없었지만, 그때까지만 해도 그것들이 과연 어디에 좋은 것인지 아무도 몰랐다. 다행히 현재는 그렇지 않지만 아직도 이 미지의 영역에는 연구하지 못한 것들이 많이 남아 있다.

앞서도 말했듯 호르몬의 생산지는 호르몬 분비선 여섯 군데다. 시상하부, 뇌하수체, 갑상선, 췌장, 부신, 생식선이 그것이다. 이 분비선이 호르몬을 혈액순환계로 분비하면, 호르몬은 혈액을 타고서 아무리 멀리 떨어진 곳이라도 표적 세포까지 달려간다. 가령 호르몬은 뇌에 있는 뇌하수체에서 배에 있는 난소까지, 목에 있는 갑상선에서 저 아래 장까지 달려갈 수 있다. 표적 세포에 도착한 호르몬은 수용체와 결합하여 각자 맡은 역할을 한다. 스트레스를 받으면 아드레날린과 노르아드레날린이 우리를 화나게 하고, 멜라토닌은 졸리게 만들며 그렐린은 공복감을 느끼게 한다.

이처럼 호르몬을 혈액을 통해, 다시 말해 '내부'에서 전달하는 내분비선 외에도 외분비선이 있다. 입에 있는 침선, 분비물과 함께 호르몬을 필요한 곳으로 데려다주는 장이 대표적인 외분비선이다.

대부분의 호르몬은 복잡한 팀 플레이어다. 혼자서 '사고를 치면' 될 것을 굳이 물귀신 작전으로 다른 친구들까지 끌고 들어간다. 호르몬으로 인한 장애가 진단하기 어려운 이유도 바로 그 때문이다.

호르몬은 미량으로도 큰 영향을 미칠 수 있으므로 내분비학은 매력적이고도 다채로운 학문이다. 여기선 원인과 결과의 원칙 하나

만으로는 설명할 수 없는 것이 너무 많다. 그래서 대부분의 경우 살짝 고정관념을 버릴 필요가 있다. 증상은 하나여도 원인은 하나가 아닐 수 있다는 사실을 납득하려면 다양한 호르몬과 그것의 순환 및 효력을 알고 있어야 한다.

따라서 이 장에서는 여성 호르몬의 설명으로 그치지 않고 중요한 다른 호르몬들도 함께 소개할 것이다. '이 세상 모든 것은 연결되어 있다'는 진리를 호르몬 순환계보다 더 절실히 느낄 수 있는 곳은 없으니까 말이다.

자, 그럼 시작해보자. 호르몬도 역시 레이디 퍼스트!

2.

여성의 성호르몬

시작은 머리에서

중요한 약속을 하루 앞두면 내일 무슨 옷을 입어야 하나 밤새 고민을 한다. 또 연인의 생일에 무슨 선물을 할지, 어떤 자세로 연봉 협상을 해야 높은 연봉을 받을 수 있을지도 고민거리이다. 그러면서도 선물을 받고 환하게 웃는 연인의 표정을 상상하고, 연봉이 올라 사고 싶던 소파가 집으로 들어오는 순간을 꿈꾸면 기분이 좋아진다. 이렇듯 우리의 머리는 온갖 고민과 걱정, 상상을 하고 꿈을 꾸느라 한시도 쉴 틈이 없다.

하지만 그게 끝이 아니다. 호르몬 순환의 통제 센터가 자리 잡은 곳도 머리다. 시상하부와 뇌하수체가 바로 그 통제 센터다.

콧부리에서 뒷머리 방향으로 수평으로 선을 긋고, 머리 한가운데에서 목을 향해 수직으로 선을 그으면 두 선이 만나는 지점이 시상하부다. 시상하부가 분비하는 호르몬은 다른 분비선들을 자극해서 그것이 호르몬을 생산해 혈액으로 전달하게 만든다. 이런 식으로 시상하부는 체온과 심박, 혈압을 조절한다.

뇌하수체는 버찌만 한 크기이며 뇌의 아래쪽, 더 정확히 말해 시상하부 밑에 매달려 있다. 이것은 갑상선과 부신을 자극하며, 나아가 난소를 자극하여 여성의 월경 주기를 조절한다. 난자를 성숙시키고 에스트로겐의 생산을 높이는 난포자극호르몬과 배란을 촉진하는 황체형성호르몬을 뇌하수체가 생산하는 것이다.

시상하부와 뇌하수체는 힘이 있는 기관이다. 다른 호르몬 분비선 대부분을 조절하기 때문이다. 혈액의 호르몬 농도가 바람직한 상태면 뇌에서 음성 피드백이 일어난다. 뇌가 주변 호르몬 분비선에게 명령을 내린다. "당분간 쉬어!" 우리의 뇌는 이런 방식으로 호르몬의 공급과 수요, 부족과 보급을 조절하고 결정한다.

여성의 생식 주기

세상 모든 여자아이들은 10억 개 이상의 난세포를 갖고 태어난다. 10억이라니, 너무 많다는 생각이 들고 실제로도 많지만 그렇다고 함부로 펑펑 낭비해서는 절대 안 된다. 나중에 초경이 시작된 후 여성의 신체가 사용할 수 있는 난세포는 그중에서 30만~40만 개'밖에' 안 되기 때문이다. 게다가 여성 한 사람이 평생 성숙시킬 수 있는 난자는 약 500개뿐이다. 또 그 말은 25세 여성의 난세포는 25살이고 40세 여성의 난세포는 40살이라는 뜻이기도 하다.

매달 하나 혹은 여러 개의 난세포가 성숙하고, 때에 따라 수정이 된다. 여성이 몇 살까지 임신을 할 수 있는지는 타고나는 난세포와 주기마다 성숙하는 난세포의 숫자에 달려 있다.

난세포의 성숙은 난소에 있는 자루처럼 생긴 난포에서 일어난다. 그 안에 여성의 난세포와 에스트로겐을 형성하는 세포가 들어 있다. 난포가 자랄수록 분비되는 에스트로겐의 양도 늘어난다. 그럼 분비된 에스트로겐이 생식 주기의 첫 14일 동안 난세포와 자궁점막을 성장시켜 혹시라도 수정된 난자가 착상할 경우를 대비하여 편안하고 안전한 쉴 자리를 만든다.

생식 주기의 14일째 무렵에 배란이 된다. 난포가 터지고 난자가 튀어나와 나팔관을 거쳐 자궁에 도달한다. 난포는 난소에 남아 이후 14일, 즉 황체기 동안 황체로 변신한다. 이제 이 황체에서 황체호르몬인 프로게스테론이 형성된다. 그 영향으로 자궁점막은 더욱 두꺼워지고 혈액순환은 더 원활해진다.

난자가 수정이 되지 않으면 말 그대로 '명령 취소'다. 황체는 위축되고 그 결과 프로게스테론과 에스트로겐의 농도가 떨어진다. 더 이상 필요하지 않은 자궁점막이 떨어지고 그것이 혈액과 함께 질을 통해 배출되면 여성은 월경을 하게 된다.

갱년기 호르몬 변화는 3단계로 일어난다

1단계:

프로게스테론 수치가 떨어지면서 갱년기가 시작된다.

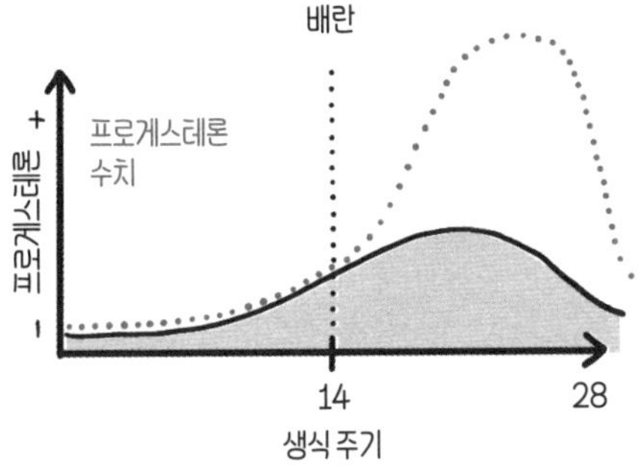

2단계:

시간이 더 지나면 에스트로겐 수치도 떨어진다.

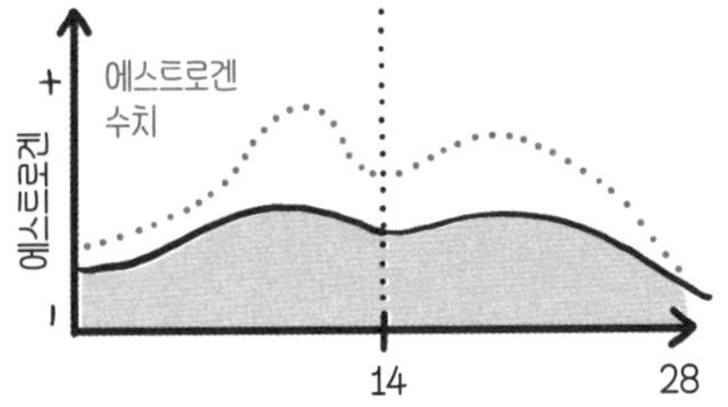

3단계:

갱년기.
이제 기저 에스트로겐 수치도 떨어진다.

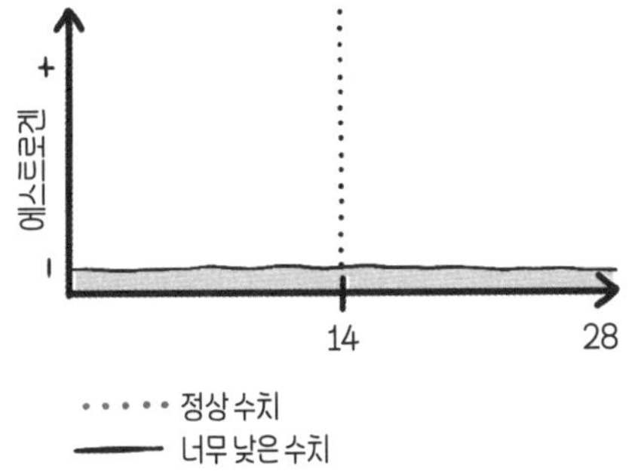

행동과 인성의 열쇠

에스트로겐과 프로게스테론은 명실상부한 여성 호르몬이다. 생화학적으로는 스테로이드 호르몬에 포함된다. 흔히 혈중 지방으로 알고 있는 콜레스테롤이 이 두 호르몬의 기본 뼈대를 제공한다. 이들 호르몬은 지용성이기 때문에 세포막을 곧장 통과해 세포 안으로 들어가 세포핵까지 다다를 수 있다. 따라서 효과가 정말 빠르다.

앞에서도 말했듯 이 여성 호르몬들은 신체뿐 아니라 성격까지 좌우한다. 에스트로겐은 명랑한 기분과 정서적 균형을 조절한다. 프로게스테론은 배짱을 선물한다. 명랑과 배짱이라……, 과연 여자라면 응당 갖추어야 할 기본 소양 아닌가!

그냥 하는 말이 아니라 과학적으로 입증된 사실이다. 앞서 울름 대학병원의 마르틴 바비치도 말하지 않았던가. "호르몬은 우리 행동과 인성의 열쇠다."

여자를 만드는 에스트로겐

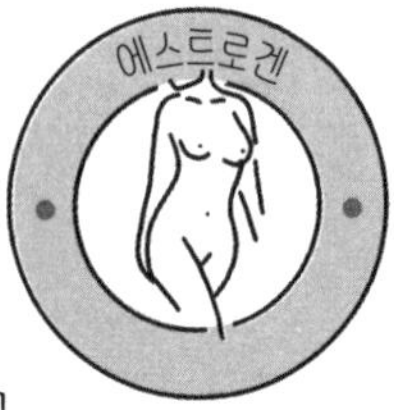

에스트로겐은 호르몬계의 디바다. 이것이 정상 작동하면 멋진 인생이 펼쳐진다. 우리는 활짝 피어난 듯이 아름답고 건강하고 활기차며 남을 잘 배려하고 주변 사람들과 활발하게 교류하고 소통한다. 하지만 작동에 이상이 생긴 에스트로겐은 우리의 신경을 긁어대고 바람직하지 않은 방식으로 세포 성장을 자극한다.

에스트로겐은 30가지 이상의 전달 물질이 뭉친 집단이다. 난소 이외에 지방 조직에서도 생산이 되며, 소량이지만 남성의 고환에서도, 학습 및 기억을 담당하는 뇌 부위에서도 생산된다. 뮌헨 막스플랑크 정신의학연구소의 학자들은 2001년 에스트로겐이 신경세포를 보호하는 항산화제와 같은 작용을 한다는 생화학적 증거를 제시하였다. 에스트로겐이 신경세포와 시냅스를 공격하거나 해를 입히는 분자와 단백질을 붙잡는 것이다. 그러니까 에스트로겐은 우리 뇌를 현장에서 바로 보호할 수 있다. 그러니까 "여보, 혹시 내 차 키 어디 있는지 알아?" 이렇게 묻는 남편에게 우리가 항상 차 키를 내밀 수 있는 이유도 에스트로겐 덕분일 것 같다.

체내 에스트로겐의 가장 중요한 3인방은 에스트라디올, 에스트론, 에스트리올이다. 이것들이 난포를 성숙시키고 배란을 유도하며 난자가 수란관을 거쳐 자궁으로 이동하도록 만든다. 또 자궁점막과 유방, 질 세포의 성장을 촉진하고 자궁목의 점액 분비를 촉진한다. 이 자궁 경부 점액은 세균을 막아주는 자연의 바리케이드다. 또한 에스트로겐은 음모를 자라게 한다.

에스트로겐의 작용은 여성의 생식기에 국한되지 않는다. 에스트로겐은 체계적으로 혈액순환을 촉진하고 면역 체계를 강화하며 단백질 생산을 독려하고 혈중 중성지방(트리글리세라이드)과 콜레스테롤의 농도를 높이고 조직의 수분 함량을 높인다. 하지만 에스트로겐의 수치가 높으면 혈전증에 걸릴 위험이 높고, 몇 종의 암과 우울증, 비만의 위험도 높아진다. 나아가 간 손상이 올 수도 있다.

그러니까 인생만사가 그렇듯 에스트로겐에게도 양면이 있다. 인체를 보호하기도 하지만 병들게 할 수도 있는 것이다. 그렇다고 해서 에스트로겐 전체를 싸잡아 유방암의 범인으로 지목하는 것은 너무 근시안적인 판단이다. 이에 대해선 3부에서 더 자세히 살펴보기로 한다.

우리가 에스트로겐의 보호 기능을 알게 된 것은 갱년기 연구 덕분이다. "있을 땐 몰랐는데 없으니 정말 아쉽네……." 공기와 물도 있을 때는 소중함을 모르듯 에스트로겐의 가치 역시 갱년기에 접어들어 에스트로겐이 줄어들고 나서야 비로소 깨닫는 것이다.

갱년기 여성이 흔히 겪는다는 골다공증이 대표적인 경우다. 뼈의 생성과 흡수가 균형을 잃어 골밀도가 낮아지면 뼈에 구멍이 나고 잘 부러진다. 고관절 골절이 가장 많이 발생하지만 엉덩이, 척추, 아래팔 등도 많이 골절되는 약한 부위다. 골다공증 역학을 연구하는 골평가연구(Bone Evaluation Study)에 따르면 50세 이상 독일 여성은 네 명 중 한 명꼴로, 남성은 110만 명이 골다공증의 위험을 안고 있다고 한다. 독일어권 골다공증 학술협회의 2017년 가이드라인에 따르면 골다공증 환자의 절반은 진단을 받은 지 4년 안에 골절을 당했다고 한다.

이처럼 에스트로겐은 피곤한 뼈에 활기를 불어넣을 뿐 아니라 당뇨병과 심혈관 질환, 알츠하이머를 막아준다. 알츠하이머 치매 진단은 65세만 되어도 여성이 남성보다 두 배 더 많이 받는다. 최신 연구 결과를 보면 이 질환이 특히 해마를 강타하는데, 이곳은 갱년기가 되면 에스트로겐 생산이 급감하는 뇌 부위다.

에스트로겐은 또 몇 종의 암 발생 위험을 낮춘다. 2016년 국제 호르몬 대체요법 가이드라인은 에스트로겐을 이용한 대장암 예방을 권장하고 있다. 9~14년 동안 호르몬 대체요법을 받으면 암 발생 위험이 절반으로 줄어든다. 이유는 에스트로겐 수용체들이 세포 성장을 멈추고 염증을 막아줄 수 있기 때문이다. 전문 용어로 말하자면 에스트로겐에 항증식 효과 및 항염증 효과가 있기 때문이다. 대장암을 앓고 있는 환자들에도 이런 메커니즘이 도움이 될 수 있다. 독일 암협회 역시 암 예방 지침에 특정 경우에서 경피주사, 즉 피부를 통해 주입한 에스트로겐이 갱년기 유방암 발생 확률을 줄인다고 언급하고 있다.

이제부터는 가장 중요한 자연 에스트로겐을 하나씩 따로 살펴보기로 하자. 이렇게 구분하여 알아두면 뒤에서 호르몬 대체요법을 설명할 때 이해하기 쉬울 것이다. 에스트로겐이라고 다 같은 에스트로겐이 아닌 것이다.

에스트라디올(E2, 17베타-에스트라디올)

에스트라디올은 자연 에스트로겐의 하나로 난소에서 형성되며, 임신을 할 경우 태반에서도 만들어진다. 남성은 고환과 부신피질에서 생산된다. 효과가 가장 좋기 때문에 가장 중요한 에스트로겐이며, 모든 성호르몬이 그러하듯 원료가 콜레스테롤이기 때문에 배와 엉덩이, 히벅지의 체지방으로도 만들어진다. 그래서 살이 찐 여성은 에스트라디올 수치가 높은 경향이 있다.

에스트라디올은 배란을 일으키고 자궁점막을 수정란의 착상에 적합하도록 만든다. 또 뼈를 튼튼히 하기 때문에 골다공증 예방에 필수적이며, 주름을 막아주고 피부의 기름기를 예방하며 머리카락에 탄력을 선사한다. 흔히 에스트라디올을 '피부와 머리카락의 호르몬'이라 부르며 찬양하는 이유도 그 때문이다. 에스트라디올은 또 혈관에 탄력을 주어 동맥경화와 고혈압을 예방한다. 폐경 이후엔 에스트라디올의 자가 생산이 에스트론 쪽으로 이동한다.

에스트론과 에스트리올

에스트론과 에스트리올은 에스트로겐 집단의 자연 호르몬으로, 체내에서 계속 서로 형태를 바꾼다. 에스트론은 갱년기 이전에는 역할이 적어서 분비량도 적지만 갱년기 이후에는 주요 에스트로겐이 되어 뼈를 보호한다. 하지만 세포분열을 자극하여 암을 촉진할 수도 있다.

이것은 난소와 피하지방 조직에서 각 50퍼센트씩 생산되며 부신에서도 소량 생산된다. 피하지방 조직에서는 남성 호르몬인 안드로스텐디온으로 만들어진다. 피하지방 조직이 크게 발달한 갱년기 비만 여성에게서 높은 에스트론 수치가 확인되는 것은 그 때문이다. 정기적인 음주, 지방간, 유전적 소인(CYP19 변성)으로 인해 안드로스텐디온을 에스트론으로 바꾸는 효소 아로마타제가 과도하게 활동할 경우에도 에스트론 수치가 높아진다.

신경을 어루만지는 프로게스테론

프로게스테론은 두 번째로 중요한 여성 성호르몬이다. 한편으로는 에스트로겐의 작용을 보완하지만 또 한편으로는 에스트로겐에 대적한다. 음양의 법칙처럼 둘은 서로 맞물려 있다. 프로게스테론이 에스트로겐의 균형을 잡아주지만, 에스트로겐이 없으면 프로게스테론 역시 효과를 완전히 발휘할 수가 없는 것이다.

이 둘이 힘을 합쳐 한 달에 한 번 여성의 주기를 만들어낸다. 또 임신을 가능하게 하고 태아를 발육시킨다. 그러니까 우리가 건강하려면 이 두 호르몬이 사이가 좋아야 한다.

프로게스테론은 콜레스테롤을 재료 삼아 난포세포에서 만들어진다. 배란이 되고 나면 프로게스테론의 수치가 급상승한다. 자궁점막의 모든 조직(세포, 혈관, 분비선 등)이 프로게스테론의 도움을 받아 수정된 난자의 착상에 대비한다. 태아가 잘 자랄 수 있는 기틀을 마련하는 것이다. 임신 기간에는 태반에서 (정상 수치의 최고 300배에 이르는) 엄청난 양의 프로게스테론이 만들어진다. 임신이 되지 않을 경우엔 프로게스테론의 수치가 낮아지고, 착상에 대비하여 만들었던 점막이 떨어져 월경혈과 함께 배출된다.

하지만 프로게스테론은 자궁뿐 아니라 신체의 거의 모든 조직과 뇌, 말초신경에서도 만들어진다. 이 호르몬은 면역 체계와 에너지 생산, 열과 수분 유지, 뼈와 지방의 신진대사에 매우 중요하다. 또 여러 종류의 암 발생 위험을 낮추고 갑상선호르몬의 작용을 강화한다.

프로게스테론의 영향으로 배란 전후에는 체온이 0.5도가량 높아진다. 따라서 체온 측정을 통해 배란 여부를 확인할 수 있다. 이 원리를 이용한 자연피임법 앱도 개발되어 시판 중이다.

프로게스테론은 에스트로겐과 함께 골다공증을 예방하고 골 생성을 촉진한다. 또 아는 사람이 많지 않겠지만 중추신경계를 성숙시키는 필수 호르몬이기도 하다. 따라서 특정 뇌세포들의 경우 프로게스테론의 농도가 혈중 농도의 20배를 넘는다. 독일 보훔대학교 해부학연구소 세포학 분과의 한 연구팀은 현재 프로게스테론이 뇌졸중 환자의 신경세포를 재생시킬 수 있는지를 두고 연구 중이다.

특히 두뇌와 척수에서 만들어지는 알로프레그나놀론은 중추신경계와 말초신경계에서 방어 기능을 한다. 덕분에 프로게스테론 수치가 높으면 집중이 잘 되고 머리가 초롱초롱하다. 프로게스테론은 신경전달물질 수용체(GABA 수용체)와도 결합하기 때문에 진정제 디아제팜과 비슷한 효과를 낸다. 공포와 불안을 덜어주고 정서적 안정을 선사하며 수면을 돕는다. 그렇게 본다면 프로게스테론은 스트레스 해소에도 큰 도움이 되는 셈이다.

척척박사 프로게스테론은 면역계를 강화하고 염증을 막아주며 배뇨를 촉진하여 수분을 배출함으로써 결체 조직을 단단하게 만든다. 또 특히 배란 전후로 리비도를 상승시킨다. 임신 가능성을 높이려는 자연의 노림수다.

이 척척박사는 여성들만의 독점이 아니다. 프로게스테론은 남성을 위해서도 열심히 일한다.

장밋빛 선글라스, 옥시토신

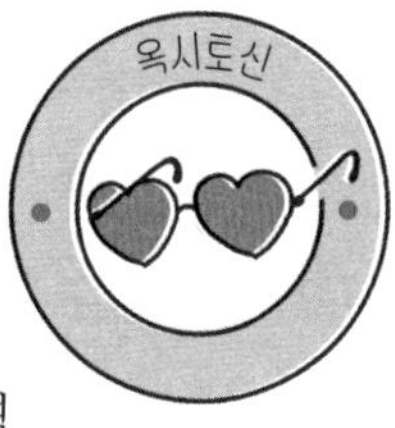

첫인상은 중요하다! 처음 딱 봤을 때부터 나랑 맞을지 안 맞을지를 알 수 있다. 인간의 이런 능력은 대부분이 직감의 공이겠지만 옥시토신도 제법 큰 몫을 한다.

뇌하수체에서 만들어지는 옥시토신은 성호르몬은 아니지만 그것들과 같은 서랍에 집어넣어도 무방할 것 같다. 어쨌든 옥시토신은 '애무 호르몬'이고, 부부 금슬을 좋게 하는 데다 오르가슴을 느낄 때도 분비가 되니까 말이다.

옥시토신은 산통을 일으키고 초유를 분비시킨다. 수유를 할 때는 옥시토신 분비량이 늘어나기 때문에 산모의 몸에서 스트레스 호르몬인 코르티솔 수치가 낮아진다. 그래서 옥시토신이 불안을 잡아주고 스트레스를 해소하는 것이다. 엄마의 평온한 마음은 아기에게도 영향을 미치기 때문에 수유 시간은 엄마와 아기 모두에게 정말로 평화롭고 행복한 시간일 때가 많다.

평생 일부일처로 사는 프레리 들쥐에게 옥시토신 길항제를 주사하면 다른 파트너하고도 짝짓기를 한다. 학계에선 이를 두고 (인간은 쥐가 아니기 때문에) "쥐가 거짓말을 한다"고 말하지만, 우리 인간의 몸에서도 옥시토신이 애착 행동을 조절한다고 볼 수 있다. 달리 표현해 옥시토신 수치가 높으면 절개를 지킬 확률도 높아지는 것이다.

옥시토신을 '애무 호르몬'이라 부르는 이유는 피부 접촉과 섹스가 옥시토신의 분비를 촉진하기 때문이다. 신체 접촉을 할 경우 옥시토신은 신뢰감과 정서적 능력을 촉진한다. 특히 상대의 아래팔을 잡거나 손을 어깨에 올리거나 뺨에 키스를 할 경우에 그런 효과가 나타난다. 하지만 접촉이 최소 20초 동안은 유지되어야 한다. 흔한 3초 악수나 인사로는 너무 짧은 것이다.

한편 이런 작용은 성별에 따라서도 차이가 있는 것 같다. 중국 연구팀이 성인 남녀를 대상으로 실험을 했더니 남성은 옥시토신을 투여할 경우 상대에게 더 비판적으로 반응했다. 코 스프레이로 옥시토신을 투여했더니 여성들은 타인에게 긍정적인 감정을 더 느낀 반면 남성들은 더 비판적으로 변했다.

테스토스테론, 좀 더 남자처럼

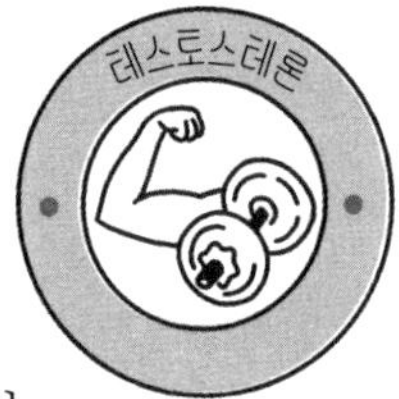

남성들 말이 나왔으니 말이지만, 우리 여성들에게도 남성 호르몬이 있다. 남성 호르몬 중에서 가장 유명한 것은 테스토스테론이고 그 밖에 안드로스텐디온과 디하이드로에피안드로스테론도 있다. 후자는 읽기가 무지하게 어려워서 보통 줄여서 DHEA라고 부른다.

여성의 경우 테스토스테론은 난소와 부신피질에서 생산되며, 직접 신체에 작용하기도 하지만 에스트로겐으로 변신할 수도 있다.

50대 여성의 난소에서는 난자가 더 이상 자라지 않지만 소량이나마 여성 호르몬과 남성 호르몬은 여전히 생성된다. 이를 기저 생산(basal production)이라고 부른다.

테스토스테론은 난관을 헤쳐나가는 데 필요한 투지를 선사하며 활력과 리비도에도 긍정적 영향을 미친다. 덕분에 갱년기에 접어들어 다시 한번 모험심과 의욕을 불태우는 여성들이 생겨나는 것이다. 테스토스테론은 또 유기적으로 적혈구 생산과 근육 생성, 피부의 두께를 촉진한다.

DHEA는 신체에서 가장 빈번하게 생산되는 호르몬이다. 성호르몬의 프로호르몬(호르몬 생성물 전 단계의 전구 물질) 기능을 하는 것은 물론이고 스트레스 호르몬인 코르티솔과 맞서 싸우는 전사이기도 하다. 심장과 순환계, 두뇌에 긍정적 작용을 하며 우리 세포의 발전소인 미토콘드리아를 지원하는 것으로 알려져 있고 대표적인 항

노화 호르몬으로 통한다. DHEA는 또 지방 조직을 해체하고 근육을 키우며 체중을 조절하고 면역계를 튼튼하게 하여 스트레스 해소를 돕는다.

DHEA의 체내 농도는 20~30대에 최고로 치솟다가 이후 꾸준히 낮아진다. 나이가 들수록 스트레스와 감염병에 취약해지는 것은 다 그 때문이며, 애당초 노화 과정 전체가 DHEA의 농도 저하에 기인한다. 코르티솔은 변함없이 똑같은 양이 분비되는데 그것과 싸울 전사는 은퇴를 선언하고 사라진단 얘기다.

코르티솔, 이 나쁜 놈! 하지만 무엇이든 판단을 내릴 때는 유념해야 한다. 세상만사엔 양면이 있다는 것을 말이다.

3.

스트레스 호르몬

우리의 스트레스 행동 역시 호르몬이 조절한다. 충격을 받거나 위험한 일이 일어나면 심장이 벌렁대고 무릎이 후들거린다. 목숨이 걸린 위험한 상황을 겪어본 사람이라면 아마 잘 알 것이다. 우리의 신체 경보 시스템은 단 1초의 고민도 허락하지 않는다. 덕분에 고속도로에서 장애물을 만난 순간 우리는 '저걸 피해? 말아?' 하는 고민 없이 바로 핸들을 꺾는다. 그런 상황에선 고민이 백해무익할 것이기에 자동항법장치처럼 반응을 하는 것이다.

하지만 아무리 생각이 차단된다 해도 모든 것은 다시금 머리에서 시작된다. 스트레스 시스템이 시상하부-뇌하수체-부신피질의 축을 거치며 작동되기 때문이다. 자, 이제부터 정신 바짝 차려야 한다. 호르몬 이름이 무지 많이 나올 테니까 말이다. 시상하부에서 코르티코트로핀분비자극호르몬(CRH)과 바소프레신이 분비되면, 이것이 뇌하수체를 자극하여 부신피질자극호르몬(ACRH)의 분비를 촉진한다. 그럼 다시 부신피질지극호르몬은 부신피질에서 스트레스 호르몬 아드레날린과 노르아드레날린이 분비되도록 만든다.

부신피질은 양쪽 신장의 위쪽에 하나씩 자리하고 있다. 엄지를 앞으로 하고 다른 손가락을 뒤로 돌린 채 허리를 짚으면 새끼손가락에 닿는 부분이 바로 부신피질의 자리다. 스트레스가 심할 때 그곳에 손을 대보면 부신피질의 박동을 느낄 수 있다.

아드레날린과 노르아드레날린은 신경계에서 집중을 담당하는 부위인 교감신경계를 작동시킨다. 넓게 가지를 뻗은 이 신경계는 심장, 폐, 근육 같은 필수 장기에 에너지를 공급한다. 따라서 스트레스 상황이 되면 심장은 빨리 뛰고 혈압은 솟구치며 근육은 긴장하여 언제라도 달려 나갈 준비를 한다. 장운동처럼 생존에 꼭 필요하지 않은 다른 기능들은 잠시 멈춘다. 지금 목숨이 오락가락하는 판인데 소화는 시켜 뭐한단 말인가?

도망치느냐 싸우느냐 그것이 문제다. 수천 년을 거치며 우리 몸에 깊게 뿌리내린 이 행동 패턴은 주로 남성들이 스트레스에 반응하는 방식이다. 규칙엔 항상 예외가 있는 법이서, 우리 여성들의 경우 '싸움이나 도망' 대신 '보살핌과 어울림(tend-and-befriend)'을 택한다. 자식을 보호하고 구하기 위해서는 타인과 힘을 합치는 것이 더 현명하다고 생각하는 것이다. 물론 그게 또 보통 힘든 일은 아니지만…….

코르티솔, 올림픽의 불꽃

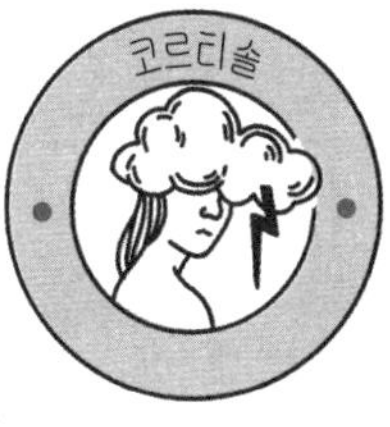

부신피질은 코르티솔을 만들 재료가 떨어지면 프로게스테론을 이용해 코르티솔을 만들기도 한다. 코르티솔은 소화, 리비도, 면역 방어(감기 바이러스는 조금 있다 걱정해도 되니까!) 같은 생존에 시급하지 않은 모든 신체 기능을 멈추게 한다. 동시에 신체가 불꽃을 낮춘 상태로 계속 긴장하도록 만든다. 그러자면 에너지가 들기 때문에 코르티솔은 에너지 획득에 필요한 당과 트리글리세라이드 즉 지방을 세포에서 끌어내기 위해 인슐린 분비를 촉진한다. 사실 긴장이 나쁜 것은 아니어서 의사들은 일정 정도의 스트레스는 집중력과 저항력을 유지하기 위해 필요하다고 말한다.

하지만…… 다들 짐작할 것이다. 계속되는 만성 스트레스에 시달릴 경우 부신피질은 코르티솔을 더 많이 생산할 것이고 결국 모든 장기가 계속해서 경보 상태에 있게 된다. 마치 자동차 액셀 페달을 계속해서 밟고 있는 것과 같다. 당연히 혈압은 높고 심장이 두근거리며 근육에는 경련이 일어나고 면역계는 망가질 것이고 변비가 생기고 성욕이 줄어들며 에스트로겐과 프로게스테론, DHEA의 분비량이 줄어들 것이다. 결국 부신 탈진과 골다공증이 생길 위험성이 높아진다.

골다공증이 생기는 이유는 코르티솔과 프로게스테론이 뼈세포에서 같은 수용체를 두고 경쟁을 벌이기 때문이다. 프로게스테론이

스트레스의 축

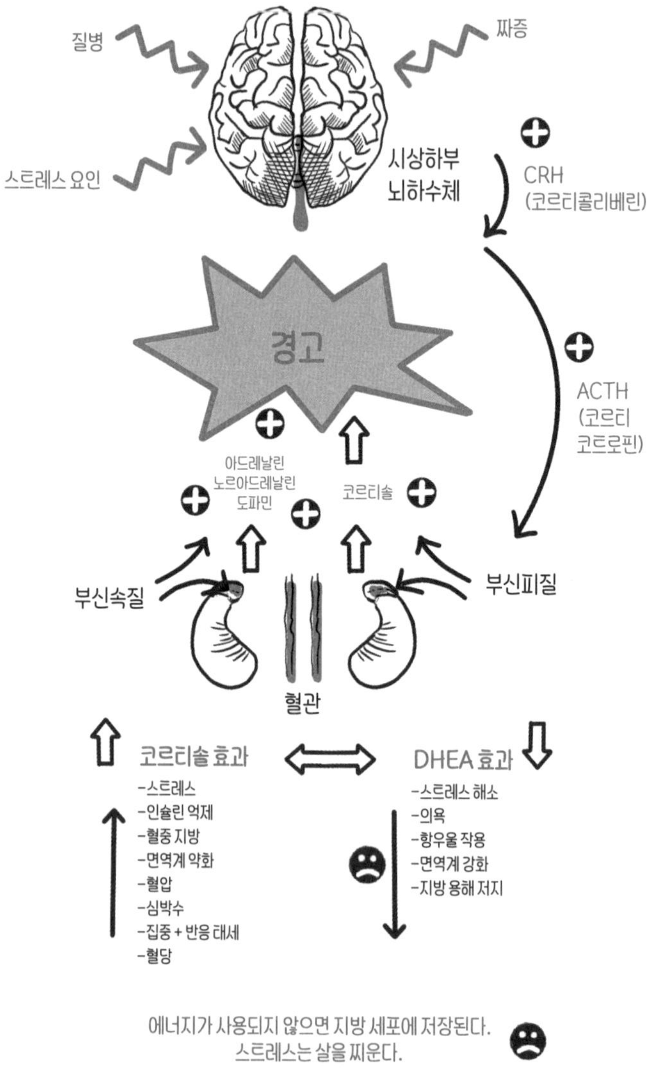

질병
짜증
스트레스 요인
시상하부
뇌하수체
CRH
(코르티콜리베린)
경고
ACTH
(코르티
코트로핀)
아드레날린
노르아드레날린
도파민
코르티솔
부신속질
부신피질
혈관
코르티솔 효과
-스트레스
-인슐린 억제
-혈중 지방
-면역계 약화
-혈압
-심박수
-집중 + 반응 태세
-혈당
DHEA 효과
-스트레스 해소
-의욕
-항우울 작용
-면역계 강화
-지방 용해 저지
에너지가 사용되지 않으면 지방 세포에 저장된다.
스트레스는 살을 찌운다.

골 생성을 돕는데, 코르티솔 분자들이 방해를 하는 통에 프로게스테론이 수용체와 결합하지 못해 결국 뼈가 약해지는 것이다.

만성 스트레스는 또 한 가지 부작용을 낳는다. 바로 비만이다. 스트레스를 받으면 특히 뇌가 더 많은 에너지를 필요로 한다. 사실 스트레스를 받지 않을 때에도 인간의 두뇌는 혼자서 우리가 매일 먹는 탄수화물의 절반을 소비한다. 그 정도면 밥숟가락 약 14개 분량의 설탕이다. 그런데 거기에다 스트레스까지 받으면 최고 12배의 설탕이 더 필요해진다. 책상 서랍에 초콜릿을 항상 비축해두지 않는다면 두뇌는 근육, 장기, 세포가 사용할 당 비축분을 소비할 것이다. 그럼 집중력이 떨어지고 머리가 멍해지며 손이 떨리기 시작한다. 배가 고픈 것도 스트레스다. 경보 시스템은 더 액셀 페달을 밟을 것이고 코르티솔 수치는 더 올라갈 테니 우리는 어쩔 수 없이 빵집으로 달려가야 한다.

반대로 스트레스를 받으면 마르는 사람들이 있다. 뇌가 근육과 지방 조직의 에너지를 끌어다 써버리기 때문에 빼빼 마른다. 스트레스를 받으면 살이 찌는 사람들은 이런 메커니즘이 제대로 작동하지 않는 경우다. 말 그대로 뇌를 먹여 살리기 위해서 어쩔 수 없이 밥을 먹어대는 것이다. 그러니 동료랑 대판 싸웠을 땐 무조건 밖으로 달려 나가 회사 주변을 세 바퀴 돌아야 한다. 하지만 과연 그런 순간에 그런 유익한 생각을 할 수 있는 사람이 몇이나 되겠는가? 그러니 몸은 대사되지 않은 잉여 에너지를 지방으로 바꾸어 고이 저장하는 것이다. 배에다 집중적으로!

4.

대사 호르몬

인슐린, 마법의 열쇠

췌장에서 생산되는 인슐린은 마법의 열쇠와도 같은 호르몬이다. 인슐린이 없다면 음식에서 얻은 당이 세포로 들어갈 수 없을 테니까 말이다. 세포에 들어간 당은 그곳에서 일어나는 신진대사의 주된 에너지 공급원이 된다. 그러니까 인슐린은 세포로 들어가는 작은 '문'을 열어서 그 안으로 당(포도당)을 집어 던지는 셈이다. 그런데 세포에 이미 당이 충분히 들어 있어서 세포가 배가 부르다면 어떻게 될까? 음, 아무래도 문제가 생길 것이다.

　이 문제의 이름이 바로 '당 과다 섭취 사회'이다. 우리는 너무 많이 먹는다. 특히 지나치게 달거나 설탕이 첨가된 가공식품을 먹고 칼로리가 엄청난 음료, 와인, 술을 마셔댄다. 과일 스무디는 더 말할 필요가 없다. 그러잖아도 과일에는 이미 과당이 들어 있다. 그러니 거기다 설탕을 첨가한 스무디는 콜라 한 잔보다 훨씬 더 많은 당을 담고 있을 수 있다.

이런 당의 강물이 췌장에게는 큰 부담이 아닐 수 없다. 췌장은 혈액에서 당을 씻어내기 위해 엄청난 양의 인슐린을 분비해야 한다. 하지만 세포도 만만한 녀석은 아닌지라 췌장이 하는 꼴을 오래 두고 보지는 않는다. 크리스마스에 생일까지 겹쳐 계속해서 몸으로 당이 들어오면 처음엔 '이 정도야!' 하며 꾹 참아준다. 하지만 대체 이 주인 놈은 정신이 있는지 없는지 연일 치즈케이크에 애플파이를 입으로 쑤셔 넣는다. 인내심이 폭발한 세포는 문을 걸어 잠그고, 아무리 밖에서 문을 두드려대도 못 듣는 척한다. 이 상태를 인슐린 저항이라고 부른다.

그 많은 당이 그대로 혈액에 남고 인슐린이 힘을 잃는 것이다. 췌장이 이런 높은 혈중 당 농도를 알아차리고 다시 한번 인슐린을 분비한다. 췌장이 아는 해결 방법은 인슐린 분비뿐이기 때문이다. 하지만 얼마나 갈 수 있을까? 얼마 못 가 췌장은 탈진하고 체념한다. 그럼 더 이상 인슐린을 분비하지 않거나 아주 적은 양만 분비한다. 그것을 당뇨병이라고 부른다. 2018년 독일에서 제2형 당뇨병을 앓는 환자는 670만 명이며 이 중 200만 명은 자신이 당뇨병인지를 아직 모른다고 한다. 제2형 당뇨병의 주요 원인은 건강에 안 좋은 식사, 비만, 운동 부족이다.

하지만 당의 대부분은 저장다당류인 글리코겐의 형태로 간에 저장되거나 바로 지방의 형태로 저장된다. 이 과정에도 인슐린이 참여하여 지방 용해를 방해한다. 인슐린이 혈액에 있으면 한 개의 지방 세포도 분해되지 않는 것이다.

마지막으로 '만성 스트레스와 비만' 역시 당의 측면에서 살펴볼 수 있다. 스트레스 호르몬 코르티솔이 혈당 수치를 높이기 때문이다. 스트레스가 멈추지 않으면 계속해서 음식을 먹어 당을 섭취하는 것과 같은 일이 일어난다. 즉 인슐린 저항이 발생한다. 췌장은 혈중 당 농도가 너무 높다는 사실을 알아차리고 인슐린 생산에 박차를 가한다. 췌장이 탈진하여 인슐린이 부족해지고 당뇨병이 생긴다.

한 연구 결과를 보면 오랜 시간 스트레스에 노출되어 단것으로 마음을 달랬던 아동은 나중에 어른이 되어서도 스트레스를 받으면 단것을 섭취한다. 보상 시스템을 학습한 것이다. 따라서 스트레스를 줄이면 몸무게도 자동적으로 줄어든다.

다만 인슐린은 공복감의 원인은 아니다. 공복감은 다른 호르몬이 담당한다.

그렐린, 양면의 괴물

그렐린은 1999년에야 발견된 호르몬이다. 이름이 영화 〈그렘린〉에

나오는 작은 괴물 그렘린과 비슷하다. 공복감을 불러와 살을 찌우는 나쁜 면도 있지만 그렐린은 영화 속 괴물과 달리 해만 끼치지는 않는다. 불안감을 줄이고 우울증을 예방하기도 하니까 말이다. 하긴 초콜릿 한 갑이면 마음에 꽤 위로가 되긴 한다.

그렐린은 위 점막, 태반, 신장, 췌장에서 만들어지지만 뇌에서 바로 작용한다. 뇌에서 성장호르몬의 분비를 촉진하며 우리의 식사 행동, 기분, 수면에 영향을 미친다. 작동 방식은 아주 복잡하고 아직 연구가 완벽하게 되지도 않았다. 그러니 앞으로 그렐린 연구가 어떤 놀라운 이야기들을 선보일지 기대를 해도 좋을 것 같다.

렙틴, 포만의 호르몬

렙틴은 포만감을 안기는 호르몬으로 지방 조직에서 만들어진다. 렙틴은 혈액을 타고 흘러 두뇌의 포만감 센터로 달려간다. 그리고 지방세포를 자극하여 에너지를 준비하게, 다시 말해 수축되게 만든다.

포만감 센터가 렙틴에 반응하지 않을 경우를 렙틴 저항이라고 부른다. 헬름홀츠연구소의 당뇨병 정보 서비스에 따르면 이것이 비만의 주요 원인이라고 한다. 그런데 최근에 밝혀진 사실에 따르면 렙틴 저항에도 운동이 도움이 될 수 있다고 한다.

5. 갑상선 호르몬

우리 몸은 마치 대규모 건축 현장처럼 모두가 각자 맡은 일을 열심히 한다. 덕분에 우리가 먹은 음식은 잘 분해되어 탄수화물, 지방, 단백질의 벽돌이 되고, 이 벽돌로 세포와 조직을 만들고 신체 대사 과정을 유지한다. 또 세포의 쓰레기는 갖다 버리고 필요한 부품은 리사이클링하며 에너지를 뽑아내어 신체 기능을 유지한다. 이 모든 과정을 한마디로 신진대사라고 부른다.

갑상선호르몬은 신진대사에 가장 많이 개입하는 호르몬이다. 기도 앞쪽 후두 높이에 있는 나비 모양의 기관인 갑상선에서 생산되지만 성호르몬처럼 뇌의 통제 시스템을 따른다. 갑상선호르몬한테도 시상하부와 뇌하수체가 큰소리를 치기 때문이다.

시상하부는 전달 물질 TRH(갑상선자극호르몬 방출 호르몬)를 뇌하수체로 보낸다. 그럼 뇌하수체는 TSH(갑상선자극호르몬)를 갑상선으로 보낸다. 이것이 갑상선 세포에 도달하면 갑상선호르몬 T1~T4의 분비를 재촉한다. 갑상선호르몬들은 모두 요오드를 함유하고 있으므로 이름 뒤에 붙은 번호는 결합한 요오드의 숫자를 뜻한다. 때문에 갑상선의 주요 기능은 우리가 섭취한 음식에 담긴 요오드를 저장하는 것이다.

또 갑상선은 칼시토닌을 만든다. 이것은 혈중 칼슘 농도를 낮추는 호르몬이다.

그럼 이제부터 순서대로 차근차근 설명을 해보겠다. T1과 T2의 작용은 연구가 미진하지만 갑상선 기능저하의 경우 치료 방법을 택할 때 유용하다. 따라서 이 두 호르몬은 3부에서 자세히 알아보기로 하자.

T3는 활성형 호르몬으로서 약 10퍼센트만 직접 갑상선에서 생산된다. 필요한 경우에 갑상선호르몬의 90퍼센트 이상을 차지하는 비활성형 저장 형태 T4(티록신)를 T3로 바꾸어 사용한다. 하지만 그 장소는 갑상선 자체가 아니라 장과 간이다.

T3와 T4가 혈액에 충분할 경우 뇌하수체는 TSH의 분비를 멈춘다. 이것 역시 과도한 생산으로부터 신체를 보호하는 음성 피드백이다.

T3와 T4는 모든 신체 세포에 작용하며 24시간 쉬지 않고 작동한다. 이것들의 혈중 수치가 정상 범위일 때는 에너지가 넘치고 몸무게도 안정적이어서, 살을 빼고 싶을 때 조금만 운동을 하고 음식

을 줄인다면 단기간에 쉽게 목표를 달성할 수 있다. 또한 머리카락은 풍성하고 윤기가 흐르며 온도 감각은 날씨와 계절에 맞고 손은 따뜻하다. 장은 자기 할 일을 알아서 잘 하고 애정 생활에도 문제가 없어서 한껏 인생을 즐길 수 있다.

반면 갑상선호르몬의 균형이 깨지면 수면장애, 부종, 만성 피로, 소화장애, 의욕 상실, 우울감이 나타날 수 있다. 갑상선장애는 불임의 잦은 원인으로도 지목된다.

부갑상선은 목의 갑상선 뒤편에 있는 땅콩 크기의 분비선 네 개로 칼시토닌의 적수인 파라토르몬을 생산한다. 이 호르몬은 뼈의 대사와 칼슘의 농도를 조절한다.

갑상선호르몬은 신체의 많은 지점에서 중요한 역할을 하고 다른 호르몬과 상호 작용을 하기 때문에 부족할 경우 매우 복잡하고 다양한 증상이 나타날 수 있다. 그래서 증상만 보고서는 그것이 갑상선 기능 탓이라는 사실을 모르는 수가 많다. 특히 여성의 경우 갱년기에 갑상선 질환에 걸릴 위험이 높다. 그러나 그 증상이 다른 분비선의 장애와 겹칠 수 있기 때문에 갑상선에 대해서는 3부에서 집중적으로 살펴볼 예정이다.

갑상선호르몬

호르몬이 활성화되어야 한다!

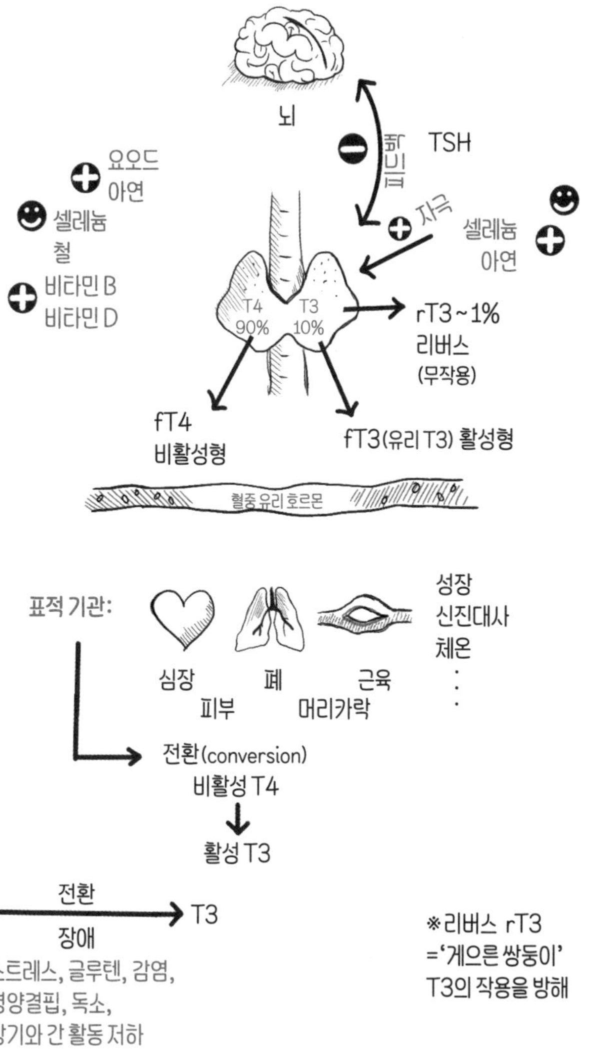

6.

신경전달 물질

보통 호르몬은 분비선에서 생산되어 혈액을 타고 먼 곳으로 수송되어 그곳에서 작용을 한다. 하지만 드물게 침이나 다른 분비물에서 곧바로 표적 세포로 전달되는 경우도 있다.

신경전달물질은 신경세포들끼리 소통을 시켜 자극을 번개처럼 빠르게 전달하거나 차단한다. 또 몇 종이 '행복 호르몬'으로 불리는데 엄밀히 말하면 호르몬은 아니다.

그러나 신경전달물질은 몇 가지 호르몬의 전 단계이고 직접 호르몬 분비선에 작용할 수 있다. 지금 이 책에서 신경전달물질을 다루는 이유도 그 때문이다. 그리고 무엇보다 이 물질은 우리를 정말로 행복하게 만들어준다. 행복하다는데 뭐가 더 필요한가? 행복이 최고다!

엔도르핀, 자연이 선물한 진통제

엔도르핀은 체내 마약이다. 좀 더 정확히 말해 마약과 비슷한 작용을 하는 전달 물질이다. 엔도르핀은 뇌와 척수는 물론이고 백혈구에서도 생산이 되는데 진통 작용을 하며 오피오이드 수용체와 결합한다. 그중에서도 베타 엔도르핀은 가장 효과가 큰 물질이다.

교통사고와 같은 쇼크 상태에서는 엔도르핀이 대량 분비된다. 그래서 중상을 입은 사람이 한참 동안 통증을 느끼지 못하고 같은 피해자를 도와주는 일이 일어난다. 상황이 수습되고 정신이 들면 그제야 자신의 상처를 인지하고 쓰러지는 것이다.

엔도르핀은 스트레스를 받을 때에도 분비량이 늘어난다. 엔도르핀이 시중의 마약과 같은 수용체와 결합하기 때문에 스트레스는 행복감을 불러올 수도 있다. 일중독자 등의 많은 사람들이 스트레스로 가득한 습관을 쉽게 버리지 못하는 이유도 아마 그 때문일 것이다. 스트레스가 (잠시나마) 불러올 행복감에 중독이 된 것이다.

도파민과 세로토닌, 행복의 기사

도파민과 세로토닌은 우리가 무슨 일을 특히 잘했을 때 분비된다. 이것을 두고 보상 효과라고 부른다.

세로토닌은 단거리 선수여서 짧은 시간의 행복감을 담당하지만 도파민은 마라톤 주자다. 우리가 한참 동안 의욕에 불타서 매진할 수 있는 건 다 도파민 덕분이다. 도파민은 뇌의 신경세포와 부신속질에서 생산된다. 코카인 같은 마약 몇 종은 도파민의 작용을 연장시킨다. 그러니까 마약이 뇌의 보상 시스템을 이용하여 중독 작용을 유발하는 것이다. 부신속질에서 만들어지는 도파민은 스트레스 호르몬인 노르아드레날린의 전 단계로 쓰인다.

파킨슨병 환자는 도파민이 부족하다. 그래서 동작이 굼뜨고 근육이 마비되고 떨린다.

세로토닌은 뇌의 신경세포, 혈소판, 특수 장세포인 장크롬친화성세포(enterochromaffin cell)에서 만들어진다. 세로토닌은 못 하는 것이 없는 만능 일꾼이다. 체온과 혈압을 조절하고 입맛을 통제하며 기분과 의욕을 북돋고 수면을 촉진하며 우울증을 막고 긴장을 풀고 장의 양분 흡수를 촉진한다.

세로토닌을 생산하자면 아미노산 트립토판이 꼭 필요하다. 그런데 우리 몸은 이 트립토판을 만들지 못한다. 그 말은 음식물을 통해 섭취를 해야 한다는 뜻이다.

만성 스트레스는 세로토닌 대사를 방해하여 사람을 과민하게 만들고, 심할 경우 공격적인 행동을 불러온다. 또 불안, 수면장애, 식욕 저하를 일으킨다.

이 두 물질이 뇌에서 작용을 하려면 뇌에서 생산이 되어야 한다. 장에서 만든 세로토닌과 부신속질에서 만든 도파민은 혈액 뇌 장벽에 가로 막혀 뇌로 들어갈 수 없다. 혈액 뇌 장벽이란 뇌와 척수를 둘러싼 뇌척수액과 혈관 사이를 가로막은 생리학적 장벽을 말한다. 중추신경계에 독성 물질이 들어오지 못하게 하는 우리 몸의 전략적 기능이다.

멜라토닌, 잘 자요!

세로토닌은 수면호르몬 멜라토닌을 만들기도 한다. 만들어지는 장소는 뇌하수체와 눈의 망막, 장이다. 햇빛이 눈에 비추면 멜라토닌 생산이 멈추고, 날이 저물면 멜라토닌 생산량이 늘어난다. 이런 식으로 멜라토닌은 우리의 낮밤 주기를 조절한다.

밤이 되면 졸려 눈꺼풀이 무거워지는 건 멜라토닌이 뇌혈관과 면역세포와 결합하여 그곳에서 이렇게 외치기 때문이다. "얘들아, 잘 시간이야. 이제 그만 자도록 해. 기다려봤자 먹을 것도 없고 놀거리도 없어."

그것만이 아니다. 멜라토닌은 이런 말도 한다. "혈압과 체온은 떨어뜨리고 창고에 가서 공구함 들고 와라!" 밤이 되면 면역계가 세포 수리에 돌입하기 때문이다. 또 뇌는 밤에 몰래 공부를 하고 기억력을 훈련한다. 그러니까 오래 푹 자야 공부도 잘하는 법이다.

이 책에서 모든 호르몬과 신경전달물질을 다 설명할 수는 없다. 앞에서도 말했듯 호르몬의 종류는 알려진 것만 150종이며 아직 알려지지 않은 것까지 합치면 수천 종에 이를 것이기 때문이다. 하지만 앞에서 설명한 중요한 호르몬과 그것들의 작동 방식만 알아도 대부분의 갱년기장애는 충분히 이해할 수 있을 것이다. 또 호르몬 생산이 줄어 생기는 모든 문제에 해답을 찾을 수는 없겠지만 그래도 아주 많은 문제의 해결책을 발견할 수 있을 것이다. 이제 이 책의 핵심부라 할 다음 3부에서 우리의 몸과 마음을 도와줄 여러 방법들을 살펴보기로 하자.

3부

호르몬의 균형을 잡자

MIDLIFE Care

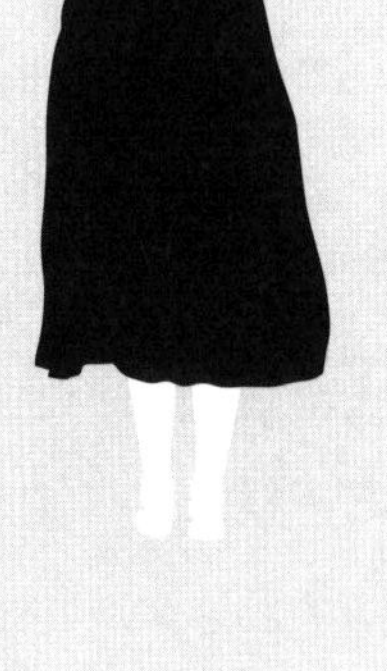

이제 호르몬에 대해 많이 배웠으니 잠깐 각자의 상태를 점검해보자. 앞으로 소개할 상세한 설문지에 답을 하다 보면 아마 현재의 신체적·정신적 상태가 호르몬 불균형 때문이라는 사실을 절로 확신할 수 있을 것이다.

의도적으로 많은 문항을 집어넣었다. 호르몬이 우리 몸과 마음에 미치는 영향은 실로 다채로운 모양새이기에 호르몬장애로 인한 증상의 종류 역시 매우 다양하기 때문이다.

많이들 아는 열감 같은 장애는 갱년기 호르몬 문제로 속단하기 쉽다. 하지만 갱년기엔 다양한 문제가 발생할 수 있고, 반대로 열이 오른다고 해서 그게 전부 갱년기 증상인 것은 아니다.

이번 3부에서는 개별 증상의 원인을 정확히 짚어보고, 어떤 치료법과 조치가 있는지도 알아보려 한다. 설문지를 통해 먼저 자신의 상태를 파악하고 나면 여기에 실린 정보와 조언을 더 유용하게 활용할 수 있을 것이다.

각 문항 끝에는 문제의 원인이 될 수 있는 호르몬을 괄호 안에 적어 넣었다. 호르몬 순환은 매우 복잡하기 때문에 의도적으로 주요 원인만 골라 적었다. '부족'이나 '우세'를 표기하지 않은 경우는 불균형 상태다.

설문지: 나의 상태를 알아보자

1. 열이 확 오르나요? 밤에도? (에스트로겐 부족, 프로게스테론)
2. 아직 월경을 한다면 월경전증후군이 있나요? 있다면 증상이 더 심해졌나요? (에스트로겐 우세, 프로게스테론)
3. 아직 월경을 한다면, 월경혈 양이 많아지고 월경통이 심해지고 월경 기간도 더 길어졌나요? (에스트로겐 우세, 프로게스테론)
4. 아직 월경을 한다면 주기가 불규칙적으로 되었나요? (에스트로겐, 프로게스테론)
5. 편두통이 있거나 월경 주기로 인한 두통이 있나요? (에스트로겐, 프로게스테론)
6. 아침에 일어나면 잠을 안 잔 것 같고 많이 피곤한가요? (코르티솔)
7. 에너지가 떨어지거나 에너지가 바닥 난 것 같나요?(배터리가 방전된 느낌) 혹은 의욕이 없나요? (에스트로겐 부족, 코르티솔)

8. 관절통이 있나요? 특히 아침에 일어날 때 관절통이 느껴지나요? 혹은 운동 기관 전체가 아픈가요?(뼈 마디마디가 쑤시는 느낌) (에스트로겐, 갑상선호르몬)
9. 근육 경련이 있나요? (에스트로겐 부족, 갑상선호르몬, 비타민 D)
10. 근육의 힘이 줄었나요? (갑상선호르몬, 에스트로겐 부족)
11. 운동 프로그램에 등록을 했다가 도중에 그만두거나 평소처럼 운동했는데도 심하게 지치나요? (코르티솔, 에스트로겐 부족)
12. 최근 들어 심장 박동이 불규칙하거나 리듬장애를 느꼈나요? (에스트로겐, 코르티솔, 인슐린)
13. 갑자기 심장이 빨리 뛰나요? (에스트로겐, 갑상선호르몬)
14. 순환장애를 겪고 있나요?(졸도를 하거나 무릎이 후들거리거나 빨리 일어서다가 어지러운 적이 있나요?) (에스트로겐 부족, 비타민 D, 갑상선호르몬, 인슐린)
15. 탈모가 생기거나 머리카락이 푸석푸석하고 잘 부서지고 윤기가 없나요? (갑상선호르몬, 에스트로겐)
16. 눈썹 바깥쪽 3분의 1이 빠지거나 눈에 띄게 가늘어졌나요? (갑상선호르몬)
17. 가슴이 누르면 아프거나 예민한가요? (에스트로겐 우세, 프로게스테론)
18. 가슴의 탄력이 줄었나요? (에스트로겐 부족)
19. 얼마 전부터 가슴 사이즈가 더 커졌나요? (에스트로겐 우세)
20. 성욕이 눈에 띄게 줄었나요? (테스토스테론, 에스트로겐 부족, 에스트로겐 우세, 갑상선호르몬)
21. 질이 건조하고 예민해졌나요? 성교 시 통증이 있나요? (에스트로겐 부족)
22. 얼굴에 털이 많아졌나요? 아래팔에도 털이 많아졌나요? (테스토스테론)
23. 수면에 문제가 있나요?(잠이 잘 안 들거나 자꾸 깨나요?) (코르티솔, 프로게스테

론, 에스트로겐)

24. 밤 1시에서 4시 사이에 꼭 잠이 깨나요? (에스트로겐, 프로게스테론)
25. 배에 가스가 차고 변비가 있나요? (갑상선호르몬, 에스트로겐 우세, 프로게스테론)
26. 최근에 없던 알레르기가 생기거나 부작용이 나타났나요? (에스트로겐 우세, 프로게스테론)
27. 천식 환자라면 증상이 심해졌나요? (에스트로겐 우세)
28. 집중을 잘 못 하나요? 머리가 맑지 않고 술도 안 마셨는데 숙취가 있는 느낌인가요? (갑상선호르몬, 에스트로겐)
29. 단어가 안 떠오르거나 자꾸 까먹나요? (에스트로겐)
30. 소리에 예민해졌나요? (에스트로겐, 프로게스테론, 코르티솔)
31. 예전보다 술이 약해졌나요? (에스트로겐)
32. 얼굴이 붓나요? (에스트로겐 우세)
33. 다리가 잘 붓나요? (아직 월경을 하고 있다면) 특히 월경 전에 심한가요? (에스트로겐, 프로게스테론)
34. 최근 20개월 사이 체중이 5kg 이상 늘었나요? 특히 엉덩이와 허벅지, 배에 살이 많이 붙었나요? (갑상선호르몬, 에스트로겐, 프로게스테론, 코르티솔, 테스토스테론)
35. 식사에 신경을 쓰고 규칙적으로 운동을 해도 체중이 아예 안 줄거나 간신히 줄까 말까 하나요? (갑상선호르몬, 에스트로겐, 프로게스테론, 테스토스테론)
36. 목에 지방 조직이 쌓이나요? (코르티솔)
37. 골다공증 진단을 받았나요? (에스트로겐 부족)

38. 자궁내막증이나 다낭성난소증후군 진단을 받았나요? (테스토스테론, 에스트로겐 우세, 인슐린)

39. 정서적으로 불안정한가요? 자주 화를 내고 빨리 흥분하며 쉽게 이성을 잃나요? (프로게스테론, 에스트로겐우세, 에스트로겐부족)

40. 별일 아닌데 울고 예민하게 반응하나요? (에스트로겐)

41. 우울한가요? 우울 에피소드를 겪거나 의사의 처방이 필요한 항우울제를 먹고 있나요? (에스트로겐 우세, 에스트로겐 부족, 프로게스테론, 코르티솔)

42. 불안과 공포를 느끼나요? 걱정이 많아져서 밤잠을 설치나요? (프로게스테론, 코르티솔, 갑상선호르몬, 에스트로겐)

43. 아이디어나 프로젝트를 실행에 옮기거나 새로운 일에 착수하기가 힘든가요? (테스토스테론)

44. 조급증이 심해지나요? (코르티솔, 에스트로겐, 프로게스테론)

45. 맡은 일을 다 하려면 하루가 모자라나요? (코르티솔, 프로게스테론, 에스트로겐)

46. 과도한 부담감을 일주일에도 여러 날 느끼나요? (코르티솔, 갑상선호르몬, 에스트로겐)

47. 예전보다 스트레스에 잘 대처하지 못하나요? 스트레스 상황이 지나가고 나면 기력이 하나도 없고 너무 피곤한가요? (갑상선호르몬, 코르티솔, 에스트로겐, 프로게스테론)

48. 마음이 텅 빈 것 같고 번아웃 된 기분인가요? (코르티솔, 갑상선호르몬, 에스트로겐 부족, 프로게스테론, 비타민 D)

49. 사회적으로 점점 고립되지는 않나요? 조용히 있고 싶어서 외출도 안 하고 친구도 안 만나고 사람들과 교류를 하지도 않나요? (에스트로겐, 프로게스테론, 갑

상선호르몬)

50. 번아웃 진단을 받았거나 번아웃일까 봐 걱정이 되나요? (에스트로겐, 프로게스테론, 갑상선호르몬)

51. 스스로 생각해도 자신의 반응이 부적절할 때가 많나요? 예를 들어 상황에 전혀 맞지 않는 반응을 보이거나 지나치게 격한 반응을 보였나요? (갑상선호르몬, 에스트로겐, 프로게스테론)

52. 전에 비해 평온함을 잘 못 느끼나요? (갑상선호르몬, 에스트로겐, 프로게스테론)

53. 사는 게 시들한가요? (갑상선호르몬, 에스트로겐, 프로게스테론)

54. 손발이 차서 잘 때도 양말을 신나요? (갑상선호르몬, 비타민 D, 코르티솔)

55. 콜레스테롤 수치가 너무 높나요? (갑상선호르몬)

56. 딸기코, 안면홍조 진단을 받았나요? (에스트로겐 우세)

57. 최근에 쓸개에 문제가 생겼나요? (에스트로겐 우세)

58. 자궁근종 진단을 받았나요? (에스트로겐, 프로게스테론)

59. 가슴이나 난소에 혹이 있나요? (에스트로겐, 프로게스테론)

60. 갑상선 기능저하 진단을 받았나요? (갑상선호르몬, 에스트로겐 우세)

61. 자가면역질환 진단을 받았나요? (갑상선호르몬, 에스트로겐 우세)

62. 최근 들어 고혈압 진단을 받았나요? (에스트로겐 우세)

63. 자잘하던 주름이 갑자기 깊어졌나요? (에스트로겐 부족)

64. 끼니를 놓쳤을 때 특히 다리가 후들거리고 몸이 떨리나요? (인슐린)

65. 매일 커피를 두 잔 이상 마시거나, 매주 200㎖ 잔 기준으로 넉 잔 이상의 술(와인, 맥주)을 마시나요? (코르티솔, 에스트로겐)

66. 단것, 탄수화물, 커피 중독인가요? (인슐린)

67. 직업상 독소에 노출되었나요? (에스트로겐)

68. 매일 혹은 일주일에 여러 번 기존 생산 방식의(다시 말해 친환경이 아닌) 육류를 섭취하나요? (에스트로겐)

69. 매일 혹은 일주일에 여러 번 패스트푸드, 완제품, 통조림, 냉동 식품을 섭취하나요? (에스트로겐)

70. 환경호르몬(BPA) 함유 플라스틱 포장에 든 화장품이나 생필품을 사용하나요? (에스트로겐)

1.

폐경전기 - 초기

35세 무렵부터 흔히 말하는 무배란 주기가 나타난다. 여러 달 배란이 되지 않는 것이다. 물론 신경을 쓰지 않으면 모르고 넘어가는 경우가 대부분이다. 월경혈 양이 조금 줄어든 것만 빼고는 특별한 증상이 없기 때문이다. 그런데 난자를 성숙시키지 않는 난포는 프로게스테론을 생산하지 않거나 소량만 만든다. 그럼 두 성호르몬의 균형이 깨질 수밖에 없다. 에스트로겐 혼자만 전처럼 막 쏟아져 나올 테니까 말이다.

따라서 이런 폐경전기 초기에 나타나는 증상들은 (앞서 45쪽 그림에서도 보았듯) 거의 모두가 프로게스테론 부족과 에스트로겐 우세가 원인이다. 마지막 월경 이후 12개월이 지나 난소의 호르몬 생산이 완전히 중단되는 폐경기가 되어야 비로소 에스트로겐 부족으로 인한 증상이 두드러진다. 하지만 그때까지는 아직 시간이 남았고, 그 동안 혈중 호르몬 수치는 오르락내리락하기를 반복한다. 모든 형태가 가능하다. 에스트로겐 수치가 높다가 일시적으로 낮아질 수도 있고 계속해서 낮을 수도 있다. 시작이 언제였느냐에 따라 이런 상태가 10년, 12년, 15년 동안 계속될 수 있다.

프로게스테론 부족 및 에스트로겐 우세

대부분의 여성들은 갱년기 증상이 에스트로겐이 부족해서 생긴다고 생각한다. 하지만 실제로 우리와 가장 먼저 작별을 고하는 호르몬은 프로게스테론이다. 이 호르몬이 부족하면 수면장애, 스트레스 저항력 부족, 인생에 암울한 장막이 드리운 듯한 불안감이 나타난다. 또 좋은 것이 없고 만사 시들하며 사는 게 힘들게 느껴진다. 그러니까 이 시기의 우울감은 줄어드는 프로게스테론 탓이 크다. 그간 호르몬 대체요법에서도 프로게스테론을 자궁점막 보호용으로만 처방하였다. 물론 옳은 처방이다. 하지만 프로게스테론이 우리의 마음과 신경계에 미치는 커다란 영향력에 대해선 그동안 모두가 너무 모르거나 무시했다.

환자의 사례: 프로게스테론 부족

41세 교사 마리는 모든 것이 너무 힘에 부쳤다. 그렇게 좋아하던 친구 모임에도 나가지 못했고 남편과 아이들에게 조용히 하라는 말을 입에 달고 살았다. 별것 아닌 일에도 자꾸 화가 나서 짜증을 달고 살았다. 성격이 소탈하고 가족과 친구들에게 참 잘했던 인정 많던 마리가 지금 바라는 것은 오직 하나였다. '문 닫고 전화기 끄고 혼자 조용히 있고 싶다!'

처음에는 좀 쉬면 나아지려니 생각했다. 수면장애 때문에 피곤해서 그럴 거라고 말이다. 그런데 이유 없이 걱정이 들고 마음이 불안했다. 몸은 피곤하고 마음은 근심으로 가득했으며 걸핏하면 짜증이 났고 만사가 불만스러웠다. 마리는 점점 울적해졌다. 그토록 사랑하던 가족이었고 직장이었다. 사실 가만히 따져보면 걱정할 이유가 없었다. 가만히 따져보면…… 자신을 이해할 수 없었고 자신이 사라져버린 것 같았다.

마리의 경우는 수면장애와 불안만 보고 성급하게 우울증 진단을 내리지 않는 것이 중요했다. 전문의와 상담 후 우울증은 아니라는 진단을 받았다. 혈액 검사 결과도 특별한 소견이 없었다. 갑상선 수치도 정상 범주였다. 하지만 호르몬 검사 결과는 달랐다. 프로게스테론 수치가 현저히 낮았던 것이다. 아직 규칙적으로 월경을 하고 있었지만 이미 무배란 주기가 시작되었고 그로 인해 프로게스테론이 줄어든 것이다. 프로게스테론 캡슐을 매일 밤 복용하고 식습관을 바꾸자 증상이 크게 좋아졌다. 프로게스테론은 수면을 촉진하고 불안을 해소하며 스트레스 저항력을 높인다. 마리는 다시 승마를 시작했다. 어릴 때부터 좋아하던 운동이었다. 덕분에 다시 예전의 자신을 되찾을 수 있었다. 폐경전기가 시작되었고 그로 인해 이런저런 문제가 발생했다는 사실을 알게 된 것도 큰 안도감을 주었다. 이제는 뭘 조심하고 어떻게 해야 할지 알게 되었으니까 말이다.

폐경전기 초기에는 다음과 같은 증상이 나타나거나 심해질 수 있다.

- 월경전증후군
- 월경 이외의 출혈
- 월경혈 양이 평소보다 많고 월경 기간도 길어진다.
- 자궁점막 성장이 강화된다.
- 자궁근종
- 심한 기분 변화, 두통, 편두통
- 피로감
- 복부팽만
- 숨이 가쁘다. 특히 스트레스를 받을 때 숨이 차다.
- 체중 증가
- 붓기
- 예민해진다. (공격적이고 벌컥 화를 낸다.)
- 스트레스를 잘 못 견딘다.

- 수면장애
- 우울감
- 여러 종의 암(유방암, 난소암)
- 자가면역질환에 걸릴 위험성이 증가한다.(하시모토 갑상선염)

천식 환자는 월경 전에 높은 에스트로겐 수치로 인해 발작이 잦아지거나 심해질 수 있다. 이를 두고 월경성 천식이라고 부른다. 그리고 임신부의 3분의 1과 폐경전기 여성에게서도 에스트로겐으로 인한 천식 증상 악화가 나타난다. 따라서 천식 환자들은 호르몬 치료를 받을 경우 의사에게 그 사실을 알려야 한다. 호르몬에 맞추어 천식 약을 조절해야 하는 경우가 있기 때문이다.

두통과 편두통 역시 에스트로겐 우세로 인해 심해질 수 있다. 그러잖아도 괴롭던 두통이 호르몬이 변덕을 부리면서 더 심해지고 잦아지는 것이다. 이럴 때 프로게스테론을 복용하면 도움이 되는 경우가 많다. 추가로 마그네슘을 정기 복용하는 것도 권장한다. 매일 아침과 저녁에 300mg씩 복용하면 혈관 근육 경련을 막아준다. 변이 묽어지면 복용량을 하루에 한 번 300mg으로 줄인다.

직업상 컴퓨터 앞에서 보내는 시간이 많다면 눈에도 신경을 써야 한다. 장시간 모니터 사용은 눈의 긴장을 높여 두통을 일으킬 수 있다. 사이사이 눈 운동을 하거나 블루라이트 차단 렌즈 안경을 맞추어 쓰면 훨씬 눈의 피로를 줄일 수 있다.

프로게스테론이 부족하고 에스트로겐이 우세한 데에는 또 다른 원인이 있을 수 있다. 여성의 약 30퍼센트가 겪는다는 폐경전기의 갑상선 기능저하가 프로게스테론 부족을 불러올 수 있는 것이다. 플라스틱 유화제 같은 환경호르몬과 스트레스도 프로게스테론 부족의 원인일 수 있다. 우리 몸이 스트레스 호르몬인 코르티솔을 생산하기 위해 프로게스테론 생산에 꼭 필요한 중요한 전 단계 물질들을 훔쳐 가기 때문이다. 그중에서도 가장 중요한 전 단계 물질은 '모든 스테로이드 호르몬의 어머니'라 불리는 프레그네놀론이다. 프레그네놀론은 기억력을 높이고 스트레스 저항력을 키우며 기분을 좋게 하고 수면을 촉진한다. 스트레스가 바로 이 프레그네놀론을 훔쳐 가는 도둑인 셈이다.

스트레스가 호르몬을 훔친다
프레그네놀론 도둑

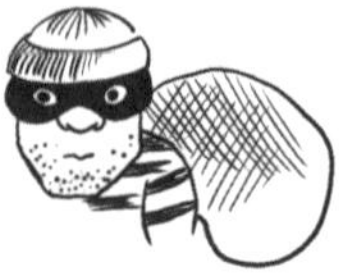

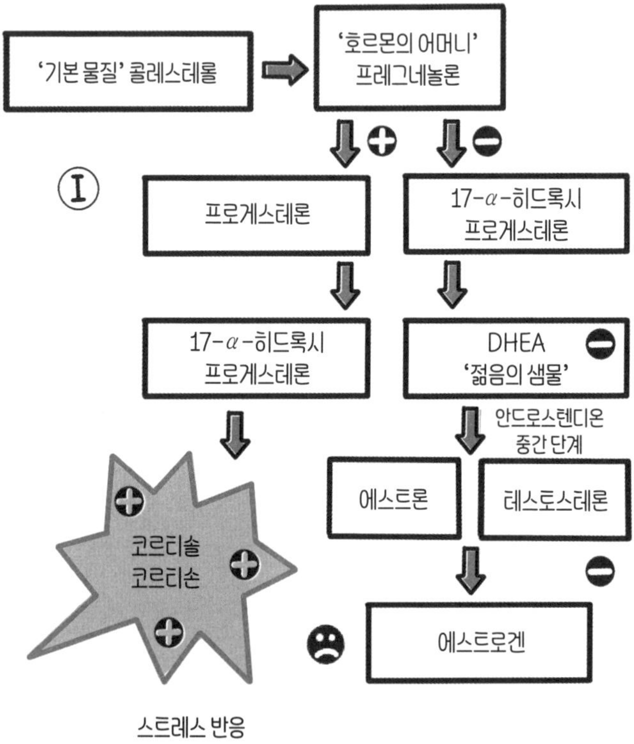

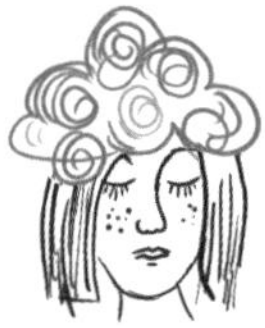

호르몬이 스트레스 방향으로 이동한다.

프레그네놀론이 (I) 방향으로 '납치'된다.

특집

자궁근종, 어떻게 대처할까

여성 절반이 평생 한 번 이상 자궁에 양성 종양이 생긴다고 한다. 자궁에 생긴 양성 종양을 자궁근종이라고 부른다. 이 양성 종양이 암으로 변성될 확률은 극도로 낮다. 다만 오랜 세월 동안 크기가 작아 아무 문제가 없다가 폐경전기에 접어들어 에스트로겐의 양이 많아지면서 갑자기 크게 자라 문제를 일으키는 경우가 적지 않다. 따라서 대부분의 여성이 40대에 접어들어서야 근종 진단을 받게 된다. 폐경기가 지나면 언제 그랬냐는 듯 다시 작아지는 경우가 많다. 그러나 자궁벽 내의 위치에 따라 월경 기간이 길어지고 양이 많아지며 때로 심한 통증을 일으킬 수 있다. 월경 이외의 출혈, 월경통, 아랫배와 엉덩이 부위의 불쾌한 압박감이 나타나기도 한다. 근종이 크기나 위치에 따라 방광을 눌러서 화장실을 자주 들락거릴 수도 있다.

몸무게는 안 늘었는데 배만 볼록할 수도 있고 등 통증을 유발하는 경우도 있다.

월경혈 양이 크게 늘거나 월경 이외의 출혈이 잦으면 혈액 부족으로 빈혈이 온다. 기력이 없고 집중력이 떨어지는 등 정신적 능력도 떨어진다.

그러므로 월경혈 양이 많아지고 월경 기간이 아닌데도 피가 나오거나 폐경 이후에 출혈이 있을 경우 반드시 전문의를 찾아가 진단을 받아야 한다. 폐경이 아닌 다른 원인이 있을 수 있다!

환자의 사례

이비인후과 의사인 41세의 자브리나는 몇 년 전부터 월경통이 심해지고 월경 양과 기간도 크게 늘어나서 고충이 이만저만이 아니었다. 병원에 가서 검사를 해보니 자궁근종이었다. 담당 산부인과 의사는 자궁적출 수술을 권했고 자브리나는 수술을 받은 후 호르몬제를 먹었다. 수술 몇 주 후 자브리나가 나를 찾아와서 기분이 너무 오락가락해서 힘들다고 호소했다. 생전 처음 느껴보는 슬픔에 이유 없는 불안까지 생겼다면서 말이다. 전에는 그렇게도 자신만만하던 자브리나가 잔뜩 주눅이 들고 금방이라도 울음을 터트릴 것 같은 표정을 짓고 있어서 정말 놀랐다.

우리는 수술의 의미에 대해 오래 이야기를 나누었다. 자브리나는 항상 일이 먼저인 사람이었다. 큰 병원을 개업했고 비혼으로서 취미를 즐기고 친구들과 어울리며 만족스러운 삶을 사는 사람이었다. 아이를 바란 적도 없었다. 그런데 막상 자궁을 적출하고 보니 이제는 절대 아이를 가질 수 없을 것이라는 생각이 들어 마음이 뒤숭숭하다고 했다. 이야기 끝에 내가 어떤 호르몬제를 먹고 있느냐고 물었다. 놀랍게도 자브리나는 에스트로겐 제제만 먹고 있었다. 그건 좀 구식 처방이었다. 물론 프로게스테론의 자궁점막 보호 작용은 더 이상 필요가 없지만 자궁적출 후에도 프로게스테론은 절대 쓸모없는 호르몬이 아니다. 요즘엔 자궁적출 수술을 받은 여성에게 천연 프로게스테론을 처방한다. 프로게스테론은 항우울, 불안 해소, 수면 촉진 기능을 한다. 자브리나의 증상을 낳은 원인은 수술로 인한 정서적·심리적 스트레스와 철분 부족에 더해 호르몬 불균형이었다고 난 확신한다.

1부에서도 말했다시피 오랜 세월 동안 자궁적출은 갱년기 여성의 표준 수술법이었다. 2012년 조사에 따르면 18세에서 79세까지의 독일 여성 여섯 명 중 한 명은 자궁이 없었다. 또 수술을 할 때는 난소도 같이 제거하는 것이 보통이었다. 암 발생 위험을 아예 없앤다는 이유였다.

의학 용어로 이 수술을 자궁적출술(Hysterectomy)이라고 부른다. 이 이름은 그리스어 hysteria(자궁)에서 왔고, 실제로 자궁을 적출한 여성들은 확실히 더 이상 히스테리를 부리지 않는다고 판단해 명명한 것이다. 20세기 초만 해도 히스테리는 전형적인 여성의 질병으로 간주되었다. 그리고 감정장애와 특이 행동을 동반하는 경우 정신과 증상으로 진단하였다. 그 이유로 수천 명의 여성이 정신과에 입원하였다. 몇 년 전 한 기사는 이 문제를 다음과 같은 제목 아래 다루었다. '광기는 여성적이었다.' 사실을 말하면 당연히 '여성적'이지 않았다. 그런 진단을 내린 이유는 무엇보다 여성의 신체에 대해 의사들이 무지했기 때문이다. 당시 사람들은 일정 나이에 이른 여성이 더 이상 '기능을 하지' 않는다면 그 책임은 자궁에 있다고 생각했다. "어차피 아이를 더 낳을 수도 없으니 쓸데없는 장기는 잘 잘라냈다 생각하세요." 최근까지도 자궁적출 수술을 받은 환자에게 의사는 이런 말을 건넸다.

하지만 자궁은 쓸모없는 기관이 아니다. 자궁적출은, 특히 난소의 적출은 호르몬 생산에 지대한 영향을 끼친다. 설령 난소를 제거하지 않더라도 주변 혈관과 신경을 잘라내기 때문에 난소의 노화가 빨라지고 환자는 갱년기로 넘어가게 된다. 당연히 골다공증과 뇌졸중 같은 심혈관 질환의 위험성도 커진다. 자궁이 생산하는 조직의 호르몬이 심장과 혈관에 긍정적 작용을 했는데, 그것이 하루아침에 사라져버렸으니 말이다. 자궁 근육 수축에 필요한 호르몬 비슷한 물질이 사라지면서 심적 상태도 균형을 잃어 불안과 우울감이 생긴다. 또 소골반의 감각 이상, 요실금, 성욕 감퇴가 나타나는 것은 물론이고 오르가슴을 잘 느끼지 못한다.

당연히 이런 의문이 들 것이다. 그럼 근종인 경우에 수술 말고 어떤 방법이 있을까?

의약품

근종 치료 약품으로는 GnRH(생식선자극호르몬 방출 호르몬) 유도체와 프로게스테론 수용체 조절제 울리프리스탈 아세테이트(ulipristal acetate, UPA)가 쓰이고 있다. 둘 다 며칠에서 최고 몇 주까지 복용할 경우 출혈이 멈추며, 장기 복용 시 근종 조직이 줄어든다. 하지만 한시적으로만 복용해야 하며 복용 시에는 간 수치를 정기적으로 체크해야 한다.

초음파

최근에 도입된 치료법으로 근종 치료용 특수초음파가 있다. 지름이 8cm 미만인 작은 근종에만 적용할 수 있다. 고에너지 초음파를 통해 근종을 괴사시킨다. 성공률은 80퍼센트이다.

식습관 개선과 체중 감량

체중을 5퍼센트만 줄여도, 가령 65kg이던 사람이 62kg만 되어도 근종 성장이 줄어들 수 있다. 지방 조직이 줄면서 에스트로겐 생산도 감소하기 때문이다. 염증의 위험성을 줄이기 위해서는 식습관 개선이 필요하다. 유제품과 육류는 가급적 섭취하지 않는 것이 좋다. 육류에 함유된 염증 촉진 아라키돈산이 월경통을 키울 수 있다. 또 동물성 식품에는 근종 성장을 촉진할 수 있는 호르몬이 들어 있다.

제제

마그네슘은 근육의 긴장을 풀어주고 통증을 완화한다. 급성 통증일 때는 매일 최대 600mg까지, 시간당 100mg의 마그네슘을 복용할 수 있다. 변이 묽어지면 용량을 줄인다.

월경혈이 많아지고 월경 주기가 짧아져서 빈혈이 생겼을 때는 철분 수치를 주기적으로 체크해야 하며 부족하면 보충해야 한다.

통증이 심하고 출혈이 많으며 부종이 생긴다면 자궁적출이 어쩔 수 없는 선택일 수 있다. 단, 의사는 수술을 하기 전에 반드시 환자에게 수술의 장점과 결과, 위험성에 대해 상세히 고지해야 한다. 너무 서두르지 말자. 어머니나 할머니가 자궁적출을 했다고 해서 딸도 꼭 그래야 한다는 법은 없다. 암 진단을 받은 후 자궁적출을 하는 비율은 여성 열 명 중 한 명밖에 안 된다. 암이 아니라면 이 중요한 기관을 제거하는 것이 과연 실보다 득이 많을지 산부인과 의사와 함께 충분히 고민하는 것이 옳다.

2

폐경전기 - 중기

지금까지 프로게스테론 부족과 에스트로겐 우세에 대해 많은 이야기를 했다. 이쯤 되면 이런 궁금증이 들 독자도 있을 것이다. '아니, 열이 나서 죽겠구먼 대체 열 이야기는 언제 할 참이지?'

열은 에스트로겐이 감소할 때 나타난다. 대부분 폐경전기가 시작되고 몇 년이 흘러 40대 중후반, 50대 초반에야 열감을 느끼지만 경우에 따라서는 그보다 일찍 느낄 수도 있다. 에스트로겐 부족은 급성 증상을 불러올 수도 있지만, 그 밖에 심혈관 질환, 골다공증, 몇 종의 암 발생 위험을 높이는 등 장기적이고 심각한 결과를 몰고 올 수도 있다.

하지만 일단은 열감부터 살펴보기로 하자. 열감은 많은 여성들이 처음으로 느끼는 갱년기 증상이며 폐경 이후 최고 5년, 심하게는

10년까지도 계속될 수 있다.

열감

열감은 전형적인 갱년기 증상으로 여성의 90퍼센트가 느낀다고 한다. 하지만 형태는 개인에 따라 천차만별이다. 보통 몇 초에서 몇 분까지 확 열이 올랐다가 금방 식는다. 간헐적이지만 심할 땐 하루에 최고 스무 차례까지도 증상이 나타날 수 있다. 흉곽과 목, 얼굴 전체로 퍼져나갈 수 있으며, 땀 외에 피부가 심하게 붉어지는 홍조, 심장이 빨리 뛰고 어지러운 증상도 동반한다. 갑자기 열이 확 솟구치면 처음엔 다들 놀라고 당황한다. 이유를 모르니까 겁부터 나는 것이다.

열감의 원인은 서서히 진행되는 호르몬 부족이다. 호르몬이 부족해지면서 뇌의 중추 온도 조절 센터가 오작동을 일으킨다고 보면 된다. 집에 있는 난방조절기가 미쳐서 자기 마음대로 난방을 해대는 것과 같다. 밤낮을 가리지 않고 제멋대로 온도를 높였다 낮추었다 난리를 치는 것이다.

보통은 열에 이어 한기가 따라오기 때문에 잠을 설치는 경우가 많다. 열이 올라 땀이 났다가 확 식으면 흠뻑 젖은 몸으로 덜덜 떨며 잠에서 깨어난다. 심하면 하룻밤에도 몇 번씩 옷을 갈아입어야 한다. 밤에는 땀이 안 나고 낮에만 나는 경우도 있다. 땀이 너무 많이 흘러서 옷에 땀 얼룩이 생길 정도다. 드라마나 시트콤에서 애용하는 소재이지만 실제로 당한 사람에겐 웃고 넘어갈 일이 아니다. 가령 직장에서 그런 일이 일어난다면 어떻겠는가? 사춘기 소년들 앞에서 갱년기 여자 선생님의 옷이 땀으로 축축하게 젖는다면? 그것도 모자라 머리와 흉곽이 묵직하고 불안하며 구역질이 나고 심장이 벌렁거리고 숨이 가쁘다면?

상황에 따라서는 이 열감이 너무 오래 지속되어 고통스러울 때가 있다. 그럴 땐 커피와 홍차, 술, 자극적인 음식, 소화가 힘든 음식, 뜨거운 음식과 음료를 줄이면 많이 호전될 것이다. 다이어트도 효과가 있으며, 스트레스를 줄이고 차게 자고 통기성이 좋은 옷을 입는 것도 도움이 된다.

독일에서는 전통적으로 땀을 막기 위해 샐비어차를 많이 마셨다. 샐비어의 에테르 오일은 땀의 생산을 막는다. 하루에 여러 잔 마시면 도움이 될 것이다. 진흙 목욕, 냉온탕 족욕, 냉온 샤워, 아래팔이나 종아리만 부분 샤워를 하는 것도 증상 완화에 도움이 된다. 침을 맞아서 완화되었다는 여성들도 많다.

의약품으로는 기존 항우울제가 60퍼센트의 여성에게 도움이 되었다. 하지만 열감을 치료할 목적으로 항우울제를 쓰는 것은 바람직하지 않다. 한편 호르몬 대체요법을 받은 여성의 95퍼센트가 열감이 사라졌다고 한다.

에스트로겐 부족은 열감 이외에도 다음과 같은 많은 증상을 일으킬 수 있다.

- 신경이 예민하다. (걸핏하면 눈물이 나고 사소한 일에도 마음이 상한다.)
- 불안하다.
- 기분이 오락가락한다.
- 잠을 잘 못 잔다.
- 잘 잊어버린다.
- 단어가 안 떠오른다.
- 피부와 점막이 건조하다.
- 눈이 마른다. (콘택트렌즈를 착용하기가 힘들다.)
- 피부가 얇아진다.
- 머리가 빠진다.
- 주름이 많아진다.
- 요도 감염이 잦다.
- 빈뇨(오줌소태)가 나타난다.
- 심장 리듬이 불규칙하다.
- 질의 혈액순환이 나빠진다.
- 질염이 생긴다.
- 소변을 참기 힘들다.
- 얼굴에 털이 많아진다.
- 가슴 조직이 축 늘어지거나 쪼그라든다.
- 우울하다.
- 식욕이 강해진다.
- 몸무게가 는다.

- 골다공증이 생긴다.
- 고혈압이 생긴다.
- 심혈관 질환이 생긴다.
- 다양한 종의 암이 발생한다.
- 질의 환경이 변한다.

폐경전기 호르몬 불균형은 테스토스테론 부족 때문일 수도 있다. 이 경우 특히 DHEA에 주목해야 한다. 피로, 수면장애, 능률 저하, 적혈구 생산 감소로 인한 빈혈, 피부 두께 감소, 리비도 상실, 체모의 감소, 골다공증, 열감, 우울감(불안, 초조, 짜증, 예민) 같은 전형적인 남성 호르몬 부족 증상이 나타날 경우 DHEA 수치 확인 후 대체요법으로 치료할 수 있다.

3. 폐경기

폐경기의 진단은 바로 내릴 수 있는 것이 아니다. 12개월 동안 월경이 없을 경우 마지막 월경을 폐경이라 부르기 때문이다. 그러니까 12개월이 지난 후 되돌아보아야만 내릴 수 있는 진단인 것이다. 이 시점에는 호르몬 생산량이 매우 적다. 지방 조직과 부신이 일부 난소의 임무를 떠안기는 하지만 에스트로겐과 프로게스테론의 양은 꾸준히 감소한다. 이제 여성은 임신 걱정에서 완전히 해방된다.

하지만 앞에서도 말했듯 폐경이라는 명확한 변화가 있기 전에도 많은 여성들이 호르몬 변화를 겪는다. 심할 경우 폐경전기의 이런 증상이 최대 15년까지도 지속될 수 있다. 그러니 다시 한번 강조하고 싶다. 40대 초반의 신체적·정신적 문제도 호르몬과 연관이 있을 수 있다는 점을 잊지 말자고 말이다.

젊은 여성의 경우에도 거식증에 걸렸거나 운동선수인 경우, 또 상위 호르몬 센터인 시상하부와 뇌하수체에 문제가 생겼거나 아주 드물지만 유전적 소인으로 인해 에스트로겐 부족 현상이 나타날 수 있다. 출산 후 수유기에도 에스트로겐 생산이 줄어들 수 있다. 자연이 이런 메커니즘을 만든 것은 잇달아 임신하지 않도록 여성의 신체를 보호하려는 목적에서다. 그러나 자연은 변덕쟁이이기에 수유를 피임 수단으로 추천하고 싶지는 않다.

고령에도 줄지 않는 유일한 호르몬이 테스토스테론이다. 하지만 이젠 다른 성호르몬과 균형이 맞지 않기 때문에 테스토스테론 과잉이나 남성 호르몬 과잉 현상이 일어난다. 다낭성난소증후군(PCOS, Polycystic Ovary Syndrome)인 젊은 여성도 테스토스테론 과잉으로 임신이 힘들 수 있다. 여드름, 과도한 체중 증가(비만증), 제2형 당뇨병, 고혈압, 동맥경화, 이상지질혈증 역시 남성 호르몬 과잉 때문일 수 있다. 또 턱, 얼굴, 신체 등 필요치 않은 곳에 털이 많아지거나 머리카락이 빠질 수 있고 그로 인해 정서적으로 불안하거나 공격성이 심해질 수 있다.

호르몬 치료에 대해 자세히 알아보기 전에 먼저 어머니나 다른 여성 가족과 호르몬 변화의 경험에 대해 이야기를 나누어보라고 권하고 싶다. 어머니의 폐경 연령은 딸의 폐경 시점에도 영향을 미친다. 필자를 찾아오는 여성 환자나 친구들의 이야기를 들어보면 그런 시기엔 집안에 분란이 잦았다고 말한다. 그러니 과거에 어머니랑 갈등을 겪은 적이 있다면 그 역시 호르몬 변화라는 관점에서 다시 한

번 조명해보길 권한다. 그 시절 어머니에게서 어떤 신체적·정신적 변화를 느꼈던가? 어머니는 어떤 지원을 받으셨나? 친구들이나 의사 혹은 가족의 도움을 받으셨던가? 어머니 자신은 어떤 마음가짐이었는가? 아버지의 대처는 어떠했던가?

이런 질문은 갱년기를 대하는 우리의 태도와 자세에도 큰 영향을 미칠 수 있다. 이에 대해서는 4부에서 다시 살펴보기로 한다.

4

호르몬 치료

호르몬은 의학계의 구원 투수다. 가령 코르티솔의 비활성 형태인 코르티손은 응급실에 실려 온 급성 알레르기 쇼크나 천식 발작 환자에게 즉각 투여하는 약물이다. 수많은 당뇨병 환자들이 인슐린에 의지해 산다는 것은 두말할 필요가 없을 것이다.

하지만 대다수 사람들은 호르몬이라는 단어를 식품 관련(유전자 조작, 환경호르몬) 뉴스나 운동선수의 도핑 뉴스로 먼저 접했다. 그래서 호르몬 하면 몸에 해로운 이미지를 먼저 떠올린다. 그렇지만 세상만사가 그렇듯 호르몬 역시 한 면만 보아서는 안 된다.

갱년기 증상으로 힘든 여성들에겐 호르몬 대체요법이 큰 도움을 줄 수 있다. 호르몬 대체요법을 둘러싼 찬반 논쟁을 포함해 여기서 설명할 내용들을 이해하자면 먼저 호르몬 치료법에는 두 가지가 있다는 사실을 알아야 한다. 합성 호르몬을 이용하는 치료법과 생물 동일 호르몬을 사용하는 치료법이다. 현재 추세는 생물 동일 호르몬으로 기울고 있다. 일단 둘의 치이점부터 알아보기로 하자.

합성 호르몬(결합형 호르몬)

1960년대에 접어들어 호르몬 대체요법의 용도로 새끼를 밴 암말의 오줌에서 에스트로겐을 추출하거나 합성 호르몬을 생산하기 시작했다. 이 호르몬은 여러 에스트로겐의 혼합이므로 결합형 에스트로겐이라고도 부른다.

호르몬과 유사한 이 물질은 구조가 체내 호르몬과 같지 않다. 보통은 체내 호르몬보다 더 오래, 더 강하게 작용한다. 가령 시판되는 용량의 합성 에스트로겐이 혈액에 들어가면 (폐경 초기 여성의 자연 에스트로겐 수치와 비교하여) 농도가 최고 여섯 배에 이를 수 있다.

합성 호르몬은 체내 호르몬과 화학 구조가 다르며 다른 물질로 분해, 개조되기도 한다. 그 물질들은 체내 에스트로겐의 대사 물질과는 다른 영향을 우리 시스템에 미친다. 체내 에스트로겐의 대사 물질은 중요한 임무를 수행하지만 합성 호르몬의 중간생산물은 방해 요인일 때가 많다. 그것이 추가로 이용되거나 처리되기 위해 필요한 올바른 도구, 즉 효소가 우리 몸에는 없기 때문이다. 또 합성 호르몬으로 인해 체내 호르몬 생산에 미치는 피드백 효과도 억압되고, 몸속에 충분한 에스트로겐이 있기 때문에 뇌하수체와 난소의 소통이 일어나지도 않는다.

합성 호르몬을 복용한 여성의 몸에서 일어나는 상황은 대충 이렇게 상상할 수 있을 것이다. 웬 낯선 사람이 우리 집 열쇠를 복사해서 가지고 있다. 그 열쇠로 그가 우리 집 문을 따고 들어온다. 그러고는 우리가 갑자기 올지 모르니까 안에서 문을 잠가버린다. 어찌 되겠는가? 황당하게도 우리는 집에 들어갈 수가 없다. 그사이 그는 안에서 신나게 일을 한다. 엄청나게 부지런해서 식탁도 치우고 식기세척기도 돌린다. 우리가 해야 할 일을 대신 해주니 엄청 유익하다. 문제는 그가 집안 사정을 잘 모르기 때문에 정리정돈을 할 수 없다는 데 있다. 다림질을 마친 다리미는 그냥 거기 두고 식기세척기에서 꺼낸 접시는 아무 데나 던져놓고 청소기는 거실 한복판에 세워둔다. 청소를 하다가 우리가 아끼는 화병 두 개를 와장창 깨먹기도 한다. 그래도 그와는 도통 연락이 닿지 않는다. 우리는 안으로 들어가지 못하고 문밖에 우두커니 서 있다.

합성 호르몬은 보통 진짜 호르몬보다 효과가 강하고, 알약으로 복용하기 때문에 장과 간을 거쳐 대사가 되어야 한다. 당연히 간에 부담이 될 것이고 쓸개 역시 기어를 한 단 더 높여야 할 것이다. 에스트로겐이 콜레스테롤 즉 지방으로 이루어지기 때문에 지방을 분해하는 담즙산이 더 많이 필요하기 때문이다. 또 간에서 에스트로겐 분해의 부산물인 응고 인자가 더 많이 생겨난다. 이것이 혈전증과 색전증의 위험을 높인다. 담석과 혈액 지방 증가의 위험 또한 높아진다. 자연히 암 발생 위험도 높아진다.

합성 프로게스테론은 보통 프로게스틴이라고 부른다. 체내 호르몬 프로게스테론의 인공 대체물인 셈이다. 프로게스틴은 합성 에스트로겐 단독 치료를 실시한 후 자궁암이 눈에 띄게 증가하자 실험실에서 개발한 약품이다. 작용 물질의 이름은 드로스피레논, 레보노르게스트렐, 메드록시프로게스테론으로, 에스트론에 대항하여 자궁점막의 과도한 성장을 막아준다. 하지만 프로게스틴은 체내 프로게스테론의 작용 중 지극히 작은 부분만 대체할 뿐이다.

갱년기 호르몬 제제들을 소개하기 전에 우선 우리도 너무 잘 아는 합성 호르몬 제제 하나를 설명하고자 한다. 바로 피임약이다.

많은 여성들이 모르고 있겠지만 피임약은 여성 호르몬 순환에 대거 개입하는 합성 호르몬 제제다. 피임약은 난포자극호르몬(FSH)과 에스트로겐의 음성 피드백 메커니즘을 이용한다. 고농도의 에스트로겐과 프로게스틴(혹은 프로게스틴 한 가지만)을 통해 이 메커니즘을 속인다고도 말할 수 있을 것이다. "이봐, 뇌하수체, 혈액에 호르몬이 충분해. 우리가 임신을 했다는 말이지. FSH 생산을 줄여."

그래서 뇌하수체는 아예 휴가에 들어가거나, 그러지는 않더라도 난자를 성장시키는 FSH와 황체형성호르몬을 더 이상 쏟아내지 않을 것이다. 그 결과 배란이 일어나지 않고 피임이 되는 것이다. 이 경우 뇌와 난소는 서로 완벽하게 소통한다. 여성의 호르몬 순환이 최고조에 달해 서로 딱딱 맞아떨어지는 시기일 때의 이야기다.

최근의 많은 연구 결과를 보면 체내 프로게스테론의 수용체는 자궁뿐 아니라 뇌를 포함하여 수많은 기관과 조직에 분포되어 있다. 이것이 프로게스틴과 다른 점이다. 체내 프로게스테론은 프로게스틴과 달리 신진대사는 물론이고 갑상선호르몬의 작용에도 영향을 미치며 기분에도 긍정적인 작용을 한다. 또 불안과 우울감을 막아주고 수면을 촉진하며 스트레스 저항력을 키운다. 프로게스테론은 가임기 여성의 배란 이후 황체에서 가장 많이 생산된다. 하지만 피임약을 먹으면 배란이 되지 않기 때문에 체내 프로게스테론의 작용도 줄어들기 마련이다.

물론 젊은 여성들에게 피임은 정말로 중요한 일이다. 하지만 피임약을 오래 먹다 보면 자연스러운 신체 감각이 뒤엉켜 성에 대한 감각마저 혼돈스러워진다. 많은 여성들이 피임약을 복용한 후 성욕 감퇴를 느끼고, 복용을 중단한 후에야 진짜 욕망을 다시 깨닫게 된다. 성욕이란 것이 굳이 촛불이나 부드러운 말로 자극하지 않더라도 몸 저 깊은 곳에서 우러나오는 느낌이란 것을 비로소 다시 느끼는 것이다.

피임약을 먹으면 욕구가 떨어지는 또 다른 이유는 합성 호르몬으로 인한 후각 변화이다. 피임약으로 인해 섹스 파트너의 냄새를 더 이상 맡을 수 없게 되며 자신의 체취 역시 달라진다.

물론 피임약의 의미를 폄하하자는 것은 결코 아니다. 하지만 피임약을 피임이 아닌 목적으로 복용하는 여성의 비율이 상당히 높다는 조사 결과도 있다. 게다가 10대의 나이에 이미 피임약 복용을 시작하는 여성도 적지 않다. 피임약이 가져다준 혁명적 자유도 중요하지만 그것이 자연스러운 호르몬 순환에 깊이 개입해 고혈압, 간 수치 증가, 혈전증, 폐색전증, 비만, 부종, 두통, 질염, 냉대하, 변덕스러운 기분, 우울감은 물론이고 종종 우울증과 불안, 공포 등 심각한 부작용을 일으킬 수 있다는 사실을 복용 당사자에게 알릴 필요가 있다.

수많은 여성들이 10년, 15년, 심할 때는 20년까지도 중단 없이 피임약을 복용한다. 이 기나긴 시간 동안 개인의 주기는 완전히 무시되므로 몸이 원래의 리듬을 되찾기까지 상당한 시간이 걸릴 수 있다. 심한 경우 난소와 뇌의 협력이 중단되는 바람에 자연의 균형을 아예 되찾지 못할 수도 있다. 그러다 보니 아이 갖기를 원하는 경우에는 난임 센터를 찾아가서 오랫동안 멈추어 있는 난소를 잠에서 깨워야만 하는 것이다.

자료에 따르면 독일에서 12세에서 15세까지의 여성 11퍼센트가 피임약을 복용 중이며 16세에서 20세 여성의 복용 비율은 60퍼센트에 이른다. 월경 주기가 불규칙하거나 피부에 트러블이 생겼다는 이유로 젊은 여성에게 피임약을 처방해주는 경우도 흔하다. 그런데 불규칙적인 월경은 다낭성난소증후군이 원인일 수 있다. 다낭성난소증후군은 대부분 인슐린 저항과 비만, 갑상선호르몬 변화, 남성호르몬 이상을 동반하는 대사장애다. 피임약이 아닌 다른 약품이나 다이어트 등으로도 치료가 가능하므로 굳이 피임약을 처방할 이유는 없다.

여드름 역시 단기적인 항생제 처방 등 다른 치료법이 있다. 유제품이나 육류를 끊기만 해도 피부 상태가 크게 호전되기도 한다. 장내세균을 잘 보살피는 것도 도움이 된다.

현재는 피임약에 대한 거부감이 확산되는 추세다. 매일 알약을 챙겨 먹으면서 피임을 생각해야 하는 것도 지겹거니와 합성 호르몬을 계속 복용하고 싶지도 않은 것이다. 부작용을 몸으로 느끼고, 몸이 붓거나 내 몸이 내 몸이 아닌 것 같은 편치 않은 기분이 든다. 그래서 출산 후 자궁 내 피임 기구(IUD)를 삽입하는 여성들이 적지 않다. 젊은 여성들의 경우 호르몬이 없는 피임법을 선호한다. 콘돔과 구리 루프가 대표적인 방법이다. 구리 루프는 구리 이온을 방출하여 이중으로 임신을 막아준다. 정자를 마비시키는 한편으로 자궁점막에 살짝 혼란을 줘서 수정된 난자가 착상되지 못하게 한다. 나이가 더 들면 IUD를 추천한다. 물론 어떤 방법을 쓸지는 각자 산부인과 의사와 상담을 거쳐 결정할 사안이다.

임신은 여성에게 폐경 전까지 평생의 고민거리다. 따라서 임신을 원치 않는 경우 피임은 필수 불가결하다. 마지막 월경이 있는 날까지도 난자가 수정될 수 있으니 말이다. 여기서 갱년기 증상 치료 방법으로 소개할 호르몬 치료는 절대 피임약의 대체제가 아니다. 다시 말해 원치 않는 임신을 막아주지는 못한다는 말이다. 그러므로 갱년기 증상이 나타난다 하더라도 피임법에는 별도로 신경을 써야 한다.

호르몬 대체요법의 명암

부작용이 없는 약은 없다. 피임약은 물론이고 호르몬 치료제 역시 마찬가지다. 갱년기 증상 완화를 위해 호르몬 복용을 고민할 때는 무엇보다 호르몬 요법으로 인한 암 발병 위험의 상승이 큰 고민거리일 것이므로 자세한 설명에 앞서 이 문제부터 살펴보기로 하자.

"호르몬 대체요법은 폐경전기와 폐경 후 여성의 갱년기 증상에 가장 효과적인 치료법이다. (…) 일반적으로 암 발병 위험은 치료를 권장하지 않을 근거가 되지 못한다."

독일 암협회 회장이자 레겐스부르크대학병원 산부인과 과장인 올라프 아르트만이 2018년 독일 산부인과및조산협회 회의에서 한 말이다. 그러나 실제로 호르몬 대체요법을 고민하는 의사들과 환자들 사이에서는 여전히 의심의 목소리가 높다. 그 이유는 곧 살펴볼 WHI 연구 결과 때문이다.

유방 조직은 에스트로겐과 다른 호르몬들에 민감하게 반응한다. 그건 여성이라면 누구나 매달 느낄 수 있다. 월경 시작 직전이면 에스트로겐 수치가 올라가 가슴이 빵빵해지기 때문이다. 그래서 월경이 끝나고 에스트로겐 수치가 떨어질 때마다 혹시나 가슴이 커졌을지 모른다는 기대가 여지없이 무너지는 통에 매달 실망을 겪기도 한다.

호르몬이 유방 조직을 키운다는 사실은 누구나 알고 있다. 동시에 우리는 유방암이 여성에게서 가장 많이 발생하는 악성 종양이라는 사실도 알고 있다. 그런데 독일 산부인과및조산협회가 가이드라인에서 암 발병 위험을 실제로 어떻게 평가하는지는 다음의 자료를 통해 잘 알 수 있다.

- 유방암: 5년 이상 복합 호르몬 대체요법(에스트로겐과 프로게스틴)을 받은 여성 1만 명 중 연간 두 명이 유방암에 걸린다. 대체요법을 중단하면 유방암 발병 위험이 2~3년 내에 호르몬을 복용하지 않은 여성의 발병 위험만큼 낮아진다.

  (물론 누구도 암에 걸리지 말아야 한다. 또 확률이 아무리 낮다고 해도 내가 걸리면 그 확률은 절대 낮은 것이 아니다. 그럼에도 발병 위험이 낮아지는 것은 사실이다.)

- 난소암: 복합 호르몬 대체요법을 받은 여성 1만 명 중 연간 아홉 명이 난소암에 걸린다.
- 자궁점막암: 점막 보호를 위해 프로게스틴/프로게스테론을 충분히 복용하지 않을 경우에만 자궁점막암 발병 위험이 높아진다. 1개월에 10~12일간 프로게스틴을 복용할 경우 위험은 높지 않다.
- 대장암: 9~14년간 호르몬을 복용할 경우 대장암 위험이 절반으로 줄어든다.
- 호르몬으로 인한 암을 앓고 있거나 과거 앓았던 여성은 호르몬 대체요법을 받아서는 안 된다. 이 요법이 재발 위험을 높이기 때문이다. 하지만 독일 산부인과및조산협회는 갱년기 증상으로 삶의 질이 극단적으로 악화되었을 경우에는 예외적으로 대체요법을 권장한다.

프로게스테론을 통한 자궁점막의 보호는 단연코 필요하다. 여성의 유방암은 프로게스테론의 수치가 현저히 떨어지는 시기에 자주 발생하므로, 추기 연구를 통해 프로게스테론 복용이 자궁점막뿐 아니라 유방 조직도 보호하는지 여부를 명백히 밝혀야 할 것이다. 프로게스테론은 세포에게 "이제 성장을 멈춰. 그 정도면 충분해"라는 메시지를 전달한다. 그 말을 의학적으로 해석하면 세포의 성숙을 돕고 세포 분열을 줄이라는 뜻이다. 그 두 조치는 암세포의 특징인 과잉 성장을 막아준다.

호르몬은 몇몇 종의 암에서 큰 역할을 하지만 사실 암은 너무나 많은 요인에 의해 발생할 수 있다. 운동 부족, 비만, 유전적 소인, 흡연, 음주, 동물성 단백질 등 암 발병 요인은 수없이 많다.

그러므로 호르몬 대체요법을 과도하게 두려워하는 일을 멈추고 더 객관적인 차원에서 토론을 이어가야 할 것이다. 게다가 지금은 적은 복용량에도 효과가 좋은 새로운 호르몬 제제들이 많이 나와 있다. 갱년기 증상으로 생활이 불가능할 정도라면 유방암에 대한 불안은 오히려 도움이 안 된다. 이득과 위험성을 충분히 고려하는 가운데 생물 동일 제제를 이용해 개인 맞춤형 호르몬 치료를 받는다면 힘든 갱년기를 무사히 지날 수 있을 것이다.

한 번의 실험과 그 결과

호르몬 대체요법의 역사는 혼란으로 얼룩져 있다. 호르몬 대체요법이 오명을 쓰게 된 이유는 2002년 WHI(Women's Health Initiative)가 발표한 연구 결과 때문이었다. 그 결과가 발표되자 호르몬 대체 제제의 처방 비율은 70퍼센트나 급감했다. 하지만 그보다 더 중요한 사실은 WHI가 자료를 잘못 평가하여 불안을 조장한 지 14년 후인 2016년에 자신들의 잘못을 인정하고 사과를 했다는 것이다.

그렇다. 사과를 했다. 사과라니, 학문의 역사에서는 절대로 흔한 일이 아니다. 그게 대체 무슨 연구였는데 그랬을까? 출발은 나쁘지 않았다. 순수한 궁금증이 실험의 계기였다. 호르몬 대체요법이 어떤 결과를 가져다줄까? 여성의 심혈관 질환을 예방할 수 있을까? 호르몬 치료를 받으면 갱년기 증상이 호전될까?

의학에서 흑백 논리로 어떤 것을 입증하려 할 때는 항상 비교집단을 두고 실험을 실시한다. 비교집단이 크면 클수록 좋다. 이 실험의 경우 호르몬 제제를 복용하는 하나의 집단과 복용하지 않거나 복용한다고 착각하는 또 하나의 집단이 필요했다. 심리적 효과도 무시할 수 없으니 플라시보 약품도 실제 효과를 낼 수 있기 때문이다.

그렇게 계획대로 50세에서 79세까지(평균 연령 63세)의 여성 1만 6000명이 무기한 실험에 참여했다. 주요 관심은 호르몬 대체요법이 유방암과 심혈관 질환의 발병 위험을 높이느냐 하는 것이었다. 참가 여성의 절반이 새끼를 밴 암말의 오줌에서 얻은 에스트로겐 제제를 프로게스틴과 결합하여 복용했고 나머지 집단은 플라시보 제제를 복용하였다.

실험은 족히 10년간 진행되다가 2002년 윤리적인 이유에서 중단되었다. 호르몬 대체요법을 받은 집단 여성들의 유방암과 심근경색, 뇌졸중, 폐색전증 발생 비율이 플로시보 집단에 비해 훨씬 높았기 때문이다. 한마디로 재앙이었다.

지금 우리는 이 연구 계획이 애당초 잘못이었다는 사실을 알고 있다. 물론 고의가 아니라 무지 탓이었다. 실험 참가 여성들이 이미 폐경을 한 지가 너무 오래되었던 것이다. 일부는 폐경을 한 지 20년이 지난 후에 호르몬 대체요법을 시작했다. 그러니까 대부분의 여성에게서 기회의 창이, 호르몬 대체요법에 유익한 시간의 창이 이미 닫혀버렸던 것이다. 물론 이후에 실시한 실험들을 통해 조기에 시작한 호르몬 대체요법은 혈관에 긍정적 영향을 미쳐 심혈관 질환을 예방할 수 있다는 사실이 입증되었다.

두 번째 취약점은 합성 호르몬 그 자체였다. 그것이 진짜 여성호르몬과 닮은 점이 별로 없었다. 세 번째 문제점은 합성 호르몬의 투여량이 너무 많았다. 그사이 호르몬 투여 용량은 계속 줄어서 현재 호르몬 대체법은 신체에 부족한 양, 신체 기능에 필요한 양을 딱 그만큼만 투여한다. 또 증상과 증상의 기간에 따라 환자 개인에게 맞는 맞춤 치료법을 택한다.

기회의 창, 적합한 시간의 창

지금 우리는 호르몬 대체요법을 일찍 시작하는 것이 좋다는 사실을 잘 알고 있다. 특히 열감 같은 갱년기 초기 증상들이 나타난다면 서두르는 것이 좋다. 그 시기는 50세 전후가 될 수도 있고 30대 후반이 될 수도 있다. 아무리 늦어도 마지막 월경이 끝나고 10년 안에는 치료를 시작해야 한다. 그래야만 열감 같은 초기 증상은 물론이고 골다공증, 뇌졸중과 심근경색 같은 심혈관 질환, 대장암과 치매 같은 중증 질환도 예방할 수 있다. 이런 노환들 전부 다 호르몬으로 예방할 수 있기 때문이다.

그러니 다시 말하지만 5년, 10년을 고민만 하며 견뎌서는 안 된다. 거부감이 심하더라도 무턱대고 거부할 것이 아니라 의사와 상담을 해서 치료 여부를 결정하자. 특히 과거에 혈전증이나 폐색전증, 쓸개나 간 관련 질환, 난소암, 유방암, 자궁암 같은 에스트로겐 관련 암에 걸린 적이 있다면 치료를 하지 않는 것이 좋다. 폐경을 한 지 이미 10년이 지났다면 역시 치료를 권하지 않는다. 예외의 경우 여러 가지 측면을 고려한 후 의사와 상담하여 촘촘한 관리를 받으며 치료해야 할 것이다.

호르몬 치료를 받기로 결심했다면 호르몬 대체요법에는 두 가지 종류가 있다는 사실을 알아두자.

전통적 호르몬 대체요법

결합형 에스트로겐을 함유한 합성 에스트로겐 제제는 이미 몇십 년 전부터 갱년기 증상 완화에 사용되고 있다. 앞에서도 설명했듯 그것의 구조는 인간의 에스트로겐 구조와 동일하지 않기 때문에 분해 산물 역시 화학적 구조가 다르다. 그로 인해 일부 매우 안 좋은 이물질이 생성되고, 그것이 우리의 혈관을 따라 떠다니게 된다. 농도와 효력의 기간도 인간의 호르몬과는 완전히 다르다.

이것을 복용할 경우 뇌와 난소의 호르몬 순환이 억제된다. 그 결과 아직 남아 있을 수도 있는 난소의 호르몬 생산이 완전히 중단된다.

호르몬 제제는 피임약처럼 복용한다. 1개월 복용량으로 스물여덟 알이 들어 있고 처음 열네 알에는 결합형 에스트로겐이, 나머지 열네 알에는 프로게스틴이 들어 있다. 이것이 아주 중요하다. 아직 자궁을 적출하지 않았다면 반드시 이 혼합 제제를 복용해야 한다. 그래야만 자궁암 예방이 가능하다. 시중에 이름은 같은데 에스트로겐만 들어 있는 제제가 나와 있다. 제조사는 이 제제를 폐경 이후의 여성들만 복용하라고 권한다. 그러니까 평균 51세의 여성들이다. 아마 양심적인 의사들이 10년 정도 증상이 있었을 경우에만 호르몬 대체요법을 권하는 이유도 그 때문일 것이다.

합성 호르몬은 간을 거쳐 대사된다. 따라서 양성 종양 같은 간 변이가 일어날 수 있다. 간은 신경삭이 없기 때문에 조용히 통증을 견딘다. 그러므로 간 질환이 있는 여성은 주의를 기울여야 할 것이고, 필요하다면 다른 방법을 택해야 한다. 그 이외에도 혈전 질환, 호르몬성 암, 혈액응고인자 V 돌연변이 같은 응고장애의 경우에도 주의해야 한다. 혈액응고인자 V 돌연변이는 응고 시스템에 영향을 미치는 유전적 변이다. 유전자 한쪽만 해당하느냐 양쪽 다 해당하느냐에 따라 혈전증 위험이 10배에서 최고 50배 더 상승한다. 이런 특이사항을 굳이 언급하는 이유는 인구의 약 8퍼센트가 이 변이에 해당하기 때문이다.

흡연자이거나 장거리 비행을 하거나 거동을 못 하는 환자의 경우에도 조심해야 한다.

환자의 사례: 호르몬 대체요법 1세대 환자

74세 베로니카는 피임약 덕분에 해방을 맛보았던 1세대 여성이다. 피임약 덕분에 원치 않는 임신 공포에서 벗어났고 직장도 다닐 수 있었다. 평생 별 부작용도 없었기에 폐경 후 곧바로 갱년기 증상 완화에 도움이 된다는 호르몬 제제로 갈아탔다. 베로니카는 평생 살이 찐 적이 없었고 운동도 많이 했고 건강했으며 담배도 피운 적이 없었다. 그런데 66세 되던 해 심한 다리 정맥 혈전증이 찾아왔고 이어 폐색전증까지 나타났다. 다행히 제때에 집중 치료를 받아 완쾌되었다. 병원에서는 혈전증을 이유로 합성 호르몬 제제의 복용을 당장 중지시켰다. 퇴원 후 베로니카는 심한 우울증과 평생 처음 느껴보는 불안에 시달렸고 결국 정신과에 입원했다. 몇 년 후엔 또 유방암 진단을 받았지만 다행히 그 역시 완쾌되었다.

합성 호르몬 제제를 갑자기 중단하면 심각한 신체적·정신적 증상을 동반하는 호르몬 금단 현상이 나타날 수 있다. 오랜 세월 동안 효과가 강한 고농도의 물질을 복용하였으니 당연히 그것을 끊으면 치명적인 결과가 생길 수 있다. 베로니카의 심리적 문제가 35년간 복용한 합성 호르몬을 중단했기 때문이라는 명확한 증거는 없다. 하지만 환경에도 문제가 없고 다른 위험 요인도 없었기 때문에 우리의 의학적 소견으로는 둘의 연관성이 분명했다. 게다가 베로니카에게는 암 발병 위험 요인도 전혀 없었다.

다행히 지금은 합성 호르몬도 처방 용량이 많이 줄었다. 또 치료 방법이 합성 호르몬뿐인 것도 아니다. 이제부터 소개할 현대적인 호르몬 요법으로도 충분히 치료가 가능하다.

생물 동일 호르몬을 이용하는 새로운 호르몬 대체요법

호르몬으로 인한 각종 증상을 조기에 효과 빠른 치료법으로 치유·예방하고 싶은 여성들의 욕구는 날로 커지고 있다. 물론 치료의 안전성이 담보되어야 한다. 꼭 필요한 양만 투여하고 인체와 보다 유사한 치료법이라면 안전성이 확보될 수 있을 것이다. 나아가 우리 각자가 세상에서 단 하나밖에 없는 존재이듯 증상도 각기 다르다. 그러니 개인에 맞추어 차별화된 안전한 치료법이 요구된다.

동일한 분자 구조

인체의 분자 구조와 100퍼센트 일치하는 작용 물질을 생산하려는 시도는 오래전부터 있었다. 20세기 초에도 동물에게서 황체호르몬(프로게스테론)을 얻으려는 노력이 있었다. 하지만 그러려면 엄청난 숫자의 난포가 필요하고 당연히 동물이 엄청나게 많이 필요할 터라 실행에 옮겨지지는 않았다. 프로게스테론을 전 단계인 콜레스틴에서 얻어내려는 실험 또한 비용이 너무 많이 들었다. 그러다 1940년대 초반에 식물성 원료를 이용해 저렴한 비용의 실용적인 생물 동일 호르몬을 생산하는 기술이 개발되었다. 현재 사용되는 호르몬 제제의 원료는 야생 참마에 함유된 디오스게닌이다.

이 물질은 자연 동일, 인간 동일, 인체 동일 물질이라고 부른다. 여기서 '동일'이라는 말은 '완전히 똑같다'는 뜻이다. 이 제제는 화학 구조와 그 기능이 실제로 인체 호르몬과 100퍼센트 일치한다. 그래서 우리의 신진대사에서 쌍둥이 체내 호르몬처럼 행동한다. 하지만 쌍둥이가 아무리 닮았다고 해도 다른 사람이듯 원료인 디오스게닌 역시 체내 호르몬이 아니다. 똑같은 호르몬 효과를 내기 위해선 실험실에서 화학적인 가공을 거쳐야 한다. 그래야만 순수한 생물 동일 호르몬이 탄생하고, 또 그래야만 제품이 믿을 수 있는 품질을 갖추게 된다. 이렇게 가공을 거쳤다고 해도 재료의 구조는 자연적이고 체내 분해 산물 역시 마찬가지다. 이 점이 합성 호르몬과의 결정적인 차이점이다.

이쯤이면 '생물 동일'이라는 말이 무엇인지 설명할 때가 되었다고 생각한다. 그 말이 붙는 호르몬 제제는 과연 어떤 물질을 함유하며, 그것이 우리 건강에 미치는 영향은 어떠할까?

인터넷에 들어가보면 '생물 동일'과 '호르몬 제제'라는 용어를 온갖 군데에 다 갖다 붙인다. 가령 동종요법 제제도 생물 동일 호르몬이라며 찬양을 해대지만 그건 사실이 아니다. 물론 동종요법이 갱년기 증상 완화에 도움이 될 수는 있지만 동종요법 제제는 생물 동일 호르몬 요법에 사용할 수 없다. 가령 동종요법 제제인 세피아 D4(Sepia D4)를 복용하면서 생물 동일 호르몬 요법이라고 굳게 믿었다가 효과가 없다고 느껴 합성 호르몬으로 갈아탄다면 어떻게 되겠는가?

시중에 유통되는 야생 참마 추출액 역시 생물 동일 호르몬이 아니라 영양보조제다. 인터넷 쇼핑몰에서 파는 디오스게닌 함유 제품들은 크림 제품이든, 요거트에 섞어 먹는 제품이든 다 호르몬 제제가 아니다.

호르몬 치료를 위한 생물 동일 제제는 의사의 처방을 받아야 한다.

젤(0.6mg/g 에스트라디올)이나 패치 형태는 피부를 통해 생물 동일 에스트로겐을 공급하기 때문에 간의 부담을 던다는 점에서 특히 장점이 크다. 또 1일분을 개인별로 조절할 수 있는데, 이것을 '최소 유효량(minimum effective dose)'이라고 한다. 가령 하루 2펌프 젤로 열감이나 피로가 호전되었다면 양을 절반으로 줄이고 어떤지 살핀다.

그렇게 개별적으로 자신에게 가장 잘 맞는 용량을 찾아가는 것이다. 다시 증상이 나타나면 용량을 늘리면 된다. 더구나 폐경전기 초기에는 난소의 호르몬 생산량이 심하게 오르락내리락하기 때문에 그에 맞춰 매일, 매주 용량을 달리할 수 있다는 것도 큰 장점이다.

생물 동일 호르몬의 사용

호르몬 대체요법은 반드시 주기적일 필요가 없다. 다시 말해 월경 주기를 반드시 모방할 필요는 없다. 가족계획이 끝났다면 대체 호르몬을 지속적으로 투여하여 호르몬 시스템의 균형을 맞추는 것이 좋다. 그래야 호르몬 변동을 막아서 자궁점막이 두꺼워지지 않을 것이고 월경이 멈출 테니까 말이다. 어차피 호르몬 요법을 받지 않더라도 50세 정도가 되면 호르몬 수치는 꾸준한 하강 곡선을 그리며 균형을 이룬다. 따라서 에스트로겐을 투여하여 호르몬 수치를 가임기 여성의 월경 주기 시작 시점에 맞추면 된다. 호르몬 생산이 끝났는데 주기가 왜 필요하겠는가? 이제는 호르몬도 균형 유지가 필요한 때다.

호르몬은 얼마나 오래 복용해야 할까

호르몬 치료의 기간에 대해서는 의견이 분분하다. 일부 전문가들은 현재의 과학 수준에서 볼 때 안전한 호르몬 치료는 10년 이상 간다고 주장한다. 요즘은 호르몬을 '최대한 적게, 꼭 필요한 양'을 처방하는 추세이고 필자 역시 앞서 설명했듯 가장 적은 양으로 효과를 보는 치료법을 권유한다. 예방의학의 입장은 사뭇 다르다. 여기선 낮은 호르몬 수치의 장기적인 결과가 노년이 되어서야 나타나므로 치매, 당뇨병, 대장암 같은 전형적인 노인성 질환을 호르몬 대체법으로 예방하는 것이 필요하다고 본다. 장기 호르몬 치료를 옹호하는 측에서는 호르몬 치료가 특히 혈관 같은 조직을 고령까지 보호한다고 주장한다. 하지만 앞에서도 말했듯 그건 '기회의 창'을 고려할 경우, 다시 말해 충분히 이른 나이에 호르몬 치료를 시작하는 경우에만 해당하는 사항이다. 예방의학자들의 논리는 분명한 것 같지만 이 문제 역시 추가 연구가 필요할 것이다. 호르몬 섭취 기간은 담당 의사와 정기적으로 상의하길 권한다.

환자의 사례: 관절염과 류머티즘을 앓는 노년의 환자

65세 욜란다의 이야기는 개인 맞춤 호르몬 요법의 필요성을 보여주는 놀라운 사례다. 필자 개인적으로도 무척 감동했고 의학적 관점에서 보아도 아주 놀라웠다. 욜란다는 만성 질환을 앓는 남편을 따라 진료실에 함께 다녔기 때문에 오래 알고 지내왔다. 키가 큰 그녀는 매력이 넘치고 패션 감각도 뛰어난, 참 멋진 여성이었다.

그런 욜란다가 몇 해 전 관절통이 극심해져 류머티즘 치료를 받기 시작했다. 근육이 몹시 뻣뻣해져서 아침에 눈을 뜨면 몸을 일으킬 수도 없을 지경이라고 했다. 혈액 검사나 엑스레이 검사에서 뚜렷한 류머티즘 증거는 보이지 않았지만 어쨌든 류머티즘 치료를 받고 있었다. 하지만 강력 진통제가 없으면 하루도 버티기 힘든 상황이었다. 일시적으로 류머티즘 약의 복용량을 늘린 결과 정기적으로 간 검사와 신장 검사도 받아야만 했다.

아무리 치료를 받아도 호전이 되지 않자 우리는 호르몬 검사를 해보았다. 호르몬 수치가 나이에 맞게 낮았고 염증 신호도 없었고 다른 혈액 수치도 정상 범주였다. 나이가 호르몬 대체요법의 적절한 시간 범주에는 해당하지 않았지만 우리는 생물 동일 호르몬을 한번 써보기로 결정했다. 결과는 놀라웠다. 다음 검진 때 이미 통증이 거의 사라졌던 것이다.

최근에 욜란다를 우연히 만났다. 빠른 걸음으로 다가온 욜란다는 통증이 거의 사라져서 약을 끊었고 잠도 잘 잔다고 말했다. 물론 정기적으로 검진은 받고 있었고 그 연령에 호르몬 장기 복용이 안전한지도 100퍼센트 장담할 수는 없었다. 하지만 통증이 사라지자 삶의 질이 말할 수 없이 높아졌다. 잘 걸었고 동작도 빨라졌으며 전체적으로 훨씬 더 활달하고 명랑하고 긍정적으로 변했다. 비타민 D 수치에도 신경을 쓰고 있었고 칼슘제를 복용하고 골밀도 검사도 정기적으로 받고 있다고 했다. 심혈관 질환 체크와 암 검사는 더 말할 것도 없었다.

날씬한 여성들일수록 지방 조직에서 생산되는 에스트로겐이 적다. 따라서 호르몬 수치가 떨어지면 동작 기관에 문제가 자주 발생한다. 아무리 앞으로 이런저런 위험이 있다고 해도 통증 완화를 포기하기는 쉽지 않을 터이다. 치료법은 모든 사정을 고려해서 결정해야 한다. 환자의 신체 및 정신적 상태, 통증 정도는 물론이고 모든 위험 요인을 알려주고 그것을 고민하여 환자와 함께 결정해야 하는 것이다.

장기적으로 볼 때 환자의 연령과 상태를 고려한 개인 맞춤 호르몬 치료는 예방을 의미한다. 예방을 통해서만 노화 과정을 늦출 수 있다. 단순한 미용 차원이 아니라 최고의 건강과 삶의 질을 위해 미리미리 대비할 수 있다는 말이다.

5

식물성 에스트로겐과 다른 조처들

증상마다 그것을 다스려줄 약초가 있다. 특히 갱년기 증상은 더욱 그렇다. 호르몬 제제를 복용한다면 의사에게 추가로 식물성 에스트로겐을 먹어도 좋은지 물어보는 것이 좋다. 몇 가지 물질은 효력이 입증되어 정통 의학에서도 사용되고 있다. 따라서 여기서도 가장 중요한 식물성 에스트로겐 몇 가지를 소개하고자 한다. 복용량은 개인의 연령과 증상에 따라 달라지므로 여기서 언급한 양은 대략적인 기준치로 생각하면 된다.

폐경전기 초기, 에스트로겐이 우세할 때

디인돌리메탄(DIM)

푸른 채소는 암을 예방한다. 특히 브로콜리, 방울다다기양배추, 콜리플라워 같은 채소는 항암 식물 색소인 클로로필과 디인돌리메탄(DIM)을 많이 함유하고 있다.

디인돌리메탄은 겨자기름(인돌 3 카비놀)이 소화될 때 생기는 산화방지제다. 2004년에 미국에서 실시한 유방암 연구 결과를 보면 DIM은 에스트로겐 수치를 조절하여 호르몬성 암을 막아준다. 나쁜 에스트로겐을 좋은 에스트로겐으로 바꿀 수 있고 에스트로겐 우세를 막을 수 있는 것이다. 또 우리 몸으로 들어온 환경 에스트로겐에도 대항할 수 있다.

영양소의 효과를 보려면 채소는 날것으로 먹어야 한다. 익히면 열에 약한 겨자기름의 성분이 절반으로 줄어들고 DIM의 양도 줄어든다.

그 밖에도 이렇게 하면 도움이 된다.

- 술을 줄인다. 술을 많이 마시면 간이 알코올을 분해하느라 에스트로겐 분해에 힘쓸 여력이 없다. 다시 말해 알코올이 간의 해독 기능을 방해한다.
- 식이섬유를 많이 먹는다. 하루 약 30~40g에서 시작해서 서서히 양을 늘

린다. 처음부터 너무 많이 먹으면 뱃속이 편치 않다. 식이섬유는 채소, 통곡물, 아마씨에 많이 들어 있다. 에스트로겐의 분해를 돕는 장내세균이 바로 식이섬유를 먹고 산다.

- 환경 호르몬을 피한다. 음식을 통해 미세플라스틱이 우리 몸으로 들어온다. 플라스틱 용기에 든 음료는 마시지 말고 가급적 포장되지 않은 식품을 구입하자. 유기농, 로컬 푸드, 제철 음식, 비포장 음식이 좋다.
- 동물성 단백질은 최대한 적게 먹는다. 먹더라도 친환경 고기, 동물복지 우유를 택하자. 대량 사육하는 동물은 고기를 많이 얻기 위해 호르몬을 주사한다. 그 호르몬이 고기를 먹은 우리 몸으로 들어온다. 게다가 대량 사육을 하자면 항생제를 많이 쓰게 되는데 그것 역시 고기에 담겨 우리 몸으로 들어온다. 그럼 우리 몸의 저항력이 떨어져서 정작 항생제가 필요한 순간에 약효가 듣지 않는다. 또 고기에서 나온 항생제가 박테리아로 가득한 우리의 장 환경을 해친다. 그런 이유가 아니더라도 고기를 적게 먹으면 이산화탄소 배출량이 줄어들기 때문에 환경에도 도움이 된다.
- 불필요한 살은 뺀다. 지방 세포는 에스트로겐을 생산한다. 운동을 규칙적으로 하자. 하루 최소 30분 혹은 5000보는 걸어야 지방이 빨리 녹고 심혈관이 자극을 받는다.
- 멜라토닌은 에스트로겐 수치를 낮춘다. 밤에 0.3~1.3mg의 멜라토닌 제제를 복용하면 잠을 잘 잘 수 있다.

에스트로겐과 효과가 비슷한 식물성 물질 중 대표적인 것으로 이소플라본과 리그난이 있다. 이 물질들은 에스트로겐과 구조가 비슷하다. 이들 식물성 에스트로겐이 열감을 유의미하게 낮출 수 있다는 연구 결과도 있다. 다만 그러기 위해서는 장 환경이 건강해야 한다. 장이 건강해야 식물성 물질이 에스트로겐과 비슷한 작용을 할 수가 있다.

콩

유럽 학자들은 특정 종류의 암과 만성 노환의 발병률이 동양에서 훨씬 낮다는 사실에 주목했다. 그래서 소화가 잘 되는 맛있는 아시아 음식들에 관심을 두기 시작했고, 특히 아시아에서 콩과 콩 제품의 소비가 많다는 사실에 착안하여 콩 단백질을 연구했다. 콩에 함유된 식물성 에스트로겐 이소플라본은 에스트로겐 수용체와 결합하여 세포의 과도한 성장을 막는다. 나아가 이소플라본의 한 종류인 제니스테인은 염증을 일으키는 체내 물질을 줄인다.

콩의 이소플라본은 혈관의 변형도 막는다. 매일 밤 80~100mg을 복용하면 잠이 잘 오고 뇌의 혈액순환도 개선된다.

콩의 효능을 입증하는 연구 결과는 많다. 독일 산부인과및조산협회의 현재 가이드라인도 갱년기 치료, 특히 열감에 콩 제제를 추천한다. 하지만 가끔 두부를 먹는 정도로는 충분하지 않고 많은 양을 섭취해야 한다. 또 시중에 나온 많은 콩 제품이 유전자 변형 콩이나 살충제 범벅인 콩을 사용하므로 될 수 있는 대로 유기농 콩 제품을 택하는 것이 좋다.

우리 몸은 매일 최소 30~60mg의 이소플라본을 필요로 한다. 30mg 이상의 이소플라본이 들어 있는 콩 추출 농축 영양보조제품이 시중에 나와 있으니 필요하다면 이용하는 것도 좋겠다.

홍삼

인삼을 쪄서 말린 홍삼은 예로부터 동양에서 장수와 건강을 선사한다고 믿었다. 실제로 홍삼은 열감, 피로, 수면장애, 우울감 같은 많은 갱년기 증상을 완화시킨다.

홉

맥주를 많이 마시는 남자는 배도 튀어나오지만 가슴도 불룩해진다. 홉이 식물성 에스트로겐이기 때문이다. 서양에서 전통적으로 맥주를 수도원에서 양조했던 이유도 바로 그 때문이다. 홉이 영양도 만점이지만 높은 에스트로겐 함량 덕분에 수도사들의 '육욕'을 떨어뜨렸던 것이다.

캡슐 형태의 홉은 수면장애와 불안에 도움이 된다. 여성의 경우

머릿결이 좋아지고 건조한 질 점막에도 도움이 된다. 하지만 인내심이 필요하다. 한두 번 먹어서 금방 효과가 나는 게 아니므로 적어도 한두 달은 꾸준히 먹어야 한다.

쥐오줌풀(Valeriana fauriei)

쥐오줌풀은 몇백 년 전부터 불안과 수면장애의 특효약으로 사용되어왔다. 에스트로겐이 부족하면 이런 증상이 나타나기 때문에 밤에 쥐오줌풀을 먹으면 도움이 된다. 하지만 반응력을 떨어뜨릴 수 있기 때문에 아침이나 낮에는 복용을 삼가야 한다. 또 부작용으로 두통이나 위장장애가 있을 수 있다. 쥐오줌풀은 캡슐로 복용하거나 차로 우려 마신다.

바이텍스(Vitex agnus-castus)

바이텍스는 지중해 남쪽이 고향인 활엽수로 수천 년 전부터 여성 질환 치료제로 사용해왔다. 시상하부와 도파민 수용체를 자극하여 황체형성호르몬 분비와 프로게스테론 생산을 촉진한다. 또 월경주기를 조절하고 월경전증후군을 완화시킬 수 있다. 수면과 식욕을 촉진하는 기능도 있다.

바이텍스는 프로게스테론 부족에 대항하기 때문에 폐경전기 초기에 복용을 권한다. 특히 갱년기 증상이 아주 심하지 않은 경우에 효과가 좋다. 예민한 여성들은 피부 발진이 일어날 수도 있다. 이것을 섭취할 때도 인내심이 필요하다. 몇 주에서 몇 달까지 꾸준히 복용해야 효과가 난다.

승마(Actaea racemosa)

승마는 기다란 흰 꽃이 피는 관목으로 벌과 나비가 특히 좋아한다. 갱년기장애 치료제로서 승마는 열감과 기분 변화를 달래고 점막의 건조함, 특히 질 점막 건조함에 도움이 된다. 다만 사람에 따라 효과가 좋은 경우도 있고 전혀 없는 경우도 있다.

세인트존스워트(Hypericum perforatum)

약한 우울증일 때 이 허브가 기분을 북돋는 효과가 있다는 사실은 이미 연구 결과로도 밝혀졌다. 그러나 중증 우울증일 경우에는 반드시 전문가를 찾아가야 한다. 허브만으로 치료하겠다는 생각은 큰 착각이다. 이 허브는 항생제와 같이 먹으면 안 되고 복용 시 주기적으로 간 수치를 체크해야 한다.

마카

남미가 원산지인 이 식물이 최근 슈퍼 푸드로 각광을 받고 있다. 페루에서는 성욕 증강제로도 유명하다. 마카는 성욕을 높이고 에너지를 키우며 스트레스 저항력을 키운다. 또 집중력과 수면장애, 열감에도 효과가 좋다.

아마씨

아마씨에는 식물성 에스트로겐 리그난이 들어 있다. 또 아마씨는 훌륭한 식이섬유다. 분말을 우유나 요거트에 타서 먹으면 간편하다.

비타민 D: 언더커버 에이전시

비타민 D는 면역계에 영향을 주는 200개 이상의 유전자에 작용하여 면역계를 조절한다. 비타민 D 만성 결핍은 자가면역질환과 기타 만성 질환, 대장암 같은 몇 가지 암의 발병 위험을 높인다. 또 제2형 당뇨병의 발생을 촉진하며 탈모와 우울증을 불러올 수도 있다. 비타민 D 결핍으로 인한 우울증은 별도로 겨울우울증(계절성 정동장애)이라고 부른다.

비타민 D가 없으면 뼈도 왕창 늙는다. 이 프로호르몬이 칼슘의 대사를 조절하여 골밀도를 높이는 데 기여하기 때문이다. 그러니 뼈의 탈(脫)미네랄화가 진행되는 갱년기에는 특히 충분한 고농도의 비타민 D가 필요하다.

2019년 연구 결과를 보면 비타민 D는 혈당 수치에도 좋은 영향을 미친다. 다낭성난소증후군을 앓는 여성은 인슐린 저항 때문에도 힘든데, 이때 비타민 D를 단기간만 복용해도 혈당 수치에 매우 긍정적인 효과가 나타났다.

해를 받으러 나가자

우리 몸은 피부가 최대 80~90퍼센트까지 충분히 햇빛에 노출되었을 때에만 프로호르몬인 비타민 D를 생산할 수 있다. 그 말은 비타민 D의 전 단계가 체내에서 형성된다는 뜻이다. 문제는 겨울이 되면 해가 빨리 지는 데다 온몸을 옷으로 감싸고 있기 때문에 피부가 비타민 D 합성에 필요한 충분한 양의 햇빛을 받을 수가 없다.

물론 우리 몸은 겨울에 대비하여 미리 비타민 D를 저장할 수 있다. 하지만 뭔가를 저장하자면 일단 충분한 양을 받아들여야 한다. 그런데 요즘 사람들은 피부암 예방과 주름 방지를 위해 해가 강한 봄여름에도 선크림을 두껍게 발라 햇빛을 차단하기 바쁘다. 게다가 야외에서 시간을 보낼 일이 거의 없다. 에어컨이 돌아가는 사무실에서 하루를 보내고 퇴근길에도 대중교통이나 자동차를 타고 집에 오면 다시 실내 생활이다. 종교적인 이유로 사시사철 몸을 가린 사람들이나 피부색이 짙은 사람들은 더 많은 양의 비타민 D가 필요하다. 따라서 비타민 D 제제를 복용하지 않고서도 무사히 겨울을 날 수 있는 사람이 그리 많지 않다.

예전에는 어땠을까? 그때는 비타민 D 제제도 없었는데? 예전 사람들은 하루 종일 컴퓨터 앞에 앉아 있지 않았다. 하루 몇 시간씩 밖에서 일을 하거나 놀았다. 겨울에는 비타민 D를 많이 함유한 간유가 있었다. 요즘 사람들처럼 겨울에 충분한 햇빛을 쪼이지 않고 간유를 먹지도, 일주일에 몇 번 기름진 바다생선을 먹지도 않으면 비타민 D 수치는 평균 35퍼센트 감소한다.

1일 비타민 D 권장량이 400IU(international unit)에서 최근에 두 배로 늘었다. 독일 영양협회는 하루 800IU의 비타민 D를 복용하라고 권한다. 하지만 이 양 역시 기존의 결핍이 더 이상 악화되지 않도록 하는 수준이다. 따라서 신부전 같은 금기증이 없다면 청소년과 성인의 1일 안전 상한선은 4000IU으로 보고 있다.

비타민 D가 골다공증을 예방한다는 것은 이미 입증된 사실이다. 현재는 비타민 D의 자가면역질환 및 암 예방 효과에 주목하고 있다. 미국과 캐나다에서는 우유에 비타민 D를 첨가하고, 영국과 오스트레일리아, 아일랜드에서는 뮤즐리와 마가린에 비타민 D를 첨가한다.(물론 마가린의 경우 트랜스 지방 때문에 추천하고 싶지 않다.)

주의할 것. 인터넷을 통해 마음대로 비타민 D 제제를 구매하는 것은 바람직하지 않다. 의사와 상담 후 처방을 받는 것이 좋고, 신장질환 및 다른 질환이 있는 경우 더욱 주의가 필요하다.

호르몬 수치 측정은 언제 하는 것이 좋을까

오랜 세월 동안 우리는 증상만 보고 갱년기 진단을 내렸고 생리학적으로 몸에서 생산하지 않는 물질로 그 증상을 치료했다. 그러나 당연히 주요 증상은 진짜 원인을 일러주는 힌트일 뿐, 명백한 증거는 아니다.

요즘은 갱년기 증상도 개인 맞춤 방식으로 치료하자는 추세다. 그러자면 일단 호르몬 수치를 알아야 하므로 호르몬 수치 측정도 늘어나고 있다. 가장 중요한 이유는 갑상선 기능저하처럼 비슷한 증상을 일으키는 다른 질환을 배제하려는 목적이다. 밤에 땀을 흘리는 증상 역시 염증이나 만성 질환 탓일 수 있다.

아이 갖기를 원하는 여성의 경우 특히 성호르몬의 수치가 낮은지 확인할 필요가 있다. 증상이 있고 호르몬 수치가 매우 낮을 경우 반드시 원인이 난소인지 시상하부인지 밝혀야 하기 때문이다.

의사는 호르몬 수치를 보고서 호르몬 변화가 어떤 단계인지, 어떻게 하면 가장 잘 치료할 수 있을지를 결정할 수 있다. 특히 첫 증상들이 40대 초반이나 30대 후반처럼 조기에 시작될 경우 호르몬 수치 확인이 필요하다. 확인하지 않고 치료를 시작했다가 에스트로겐 우세인 환자에게 에스트로겐을 처방하거나 에스트로겐이 필요한 환자에게 프로게스테론만 처방하는 실수를 저지를 수 있기 때문이다. 물론 그렇다고 해서 호르몬 수치를 계속 반복 측정할 필요는 없다.

6

장과 음식으로 호르몬 조절하기

우리 몸은 환전소와 같다. 화폐는 음식이고, 이것이 탄수화물, 지방, 단백질과 교환된다. 우리가 먹는 음식은 이 세 가지 단위로 분해되어 에너지로 쓰인다. 그런데 우리는 다들 쇼핑 왕이어서 에너지 계좌에서 쉬지 않고 에너지를 꺼내 쓴다. 세포 대사를 위해서도, 막 출발하려는 전철을 향해 달릴 때도, 방 청소를 할 때도, 저녁 먹자는 상사의 말을 거절할 핑계를 찾을 때도 에너지를 펑펑 쓴다. 그 에너지는 간과 근육에 저장된 저장당인 글리코겐에서 나온다. 이렇게 말하고 보니 저장당이라는 개념이 살짝 오해의 소지가 있다. 글리코겐은 계속 소비되고 있으니 말이다.

실제 저장당은 다른 화폐다. 힘들 때를 대비하여 쌓아둔 엉덩이 살과 뱃살이 바로 그 주인공이다. 쇼핑도 할 수 있고 만일에 대비해 저축도 할 수 있다니, 우리는 참 행운아다. 안전 욕구는 인간의 유전자에 깊이 뿌리 박혀 있다. '넉넉할 때 살짝 떼어서 비축해두자! 살다 보면 또 무슨 일이 생길지 모르니까.' 그래서 우리는 필요치 않은 칼로리를 지방으로 만들어 배와 엉덩이에 저장한다. 나무의 사과가 익거나 죽은 짐승을 발견하면 그것으로 배를 두둑이 채워 만일의 사태에 대비한다. 삐쩍 마른 인간은 가뭄이 닥치거나 흉작이 들 때 오래 버티지 못할 테니 말이다.

문제는 세상이 바뀌어 모든 것이 거꾸로 되었다는 데 있다. 요즘엔 손만 뻗으면 먹을 것이 지천이다. 먹기는 많이 먹으면서 움직이지는 않는다. 그 결과 배와 엉덩이의 저축 통장이 두둑하다 못해 곧 터질 것 같다.

당연히 문제가 없을 수 없다. 우리의 저축 통장으로 나쁜 짓을 하는 범인의 이름은 고혈압, 당뇨병, 동맥경화다. 우리 몸은 당과 지방과 달리 단백질은 저장하려고 하지 않는다. 단백질은 무엇보다 세포막과 효소의 구성 요소다. 따라서 과도한 양의 단백질, 특히 동물성 단백질을 먹을 경우 대장암 발생 위험이 높아진다. 대사 조절의 원칙은 이렇다. "헤이, 여기 자재 XY가 부족해. 에너지 끌어다 줘." 그럼 글리코겐, 지방을 비롯한 여러 비축 에너지들이 우르르 달려온다. "여기 그만. 충분해. 지금 당장 필요 없는 건 창고로 보내." 그럼 남는 에너지는 지방으로 전환되어 저장되거나 염증 혹은 세포 성장에 쓰인다.

그럼 어떻게 해야 할까? 몸을 움직여 대사를 촉진하거나 식이섬유가 많은 음식을 먹어 장을 아군으로 만들어야 한다. 또 당 섭취에 유의하고 호르몬 인슐린을 제지할 수 있어야 한다. 인슐린은 갑상선과 함께 탄수화물 및 지방 대사에 가장 강력하게 개입하는 호르몬이다. 낮은 인슐린 수치는 혈당이 안정적이라는 신호다. 글리코겐 창고가 텅 비면 배가 고프다. 이럴 때 나도 모르게 손이 과자를 향해 뻗는다. 하지만 그건 좋은 선택이 아니다. 쉬지 않고 음식을 먹어 탄수화물이 유입되면 인슐린 저항이 생기기 때문이다.

적절한 식사는 건강한 신진대사뿐 아니라 유익한 호르몬 생산을 위해서도 꼭 필요하다. 에스트로겐 우세나 갑상선 기능저하로 인한 비만 역시 급한 다이어트보다는 장기적인 식습관 개선으로 해결하는 것이 좋다. 요요현상도 막을 수 있고 다이어트로 인한 스트레스도 없을 것이며 무엇보다 장에 유익하다. 장은 피부와 함께 우리 몸에서 가장 큰 기관일 뿐 아니라 가장 큰 호르몬 분비선이니까 말이다.

장을 통한 호르몬 조절

장에서는 스무 가지가 넘는 호르몬이 생산되는데, 대표적인 것만 꼽아보아도 포만감 호르몬 GLP-1, PYY, 콜레키스토키닌, 갑상선호르몬 T3, 스트레스 호르몬 아드레날린과 노르아드레날린, 수면호르몬 멜라토닌 등이 있다.

이러한 여러 호르몬이 7~8미터 길이의 대장을 거치는 긴 소화 과정과 신진대사를 조율하고 췌장을 조종한다. 심지어 우리의 행동에 직접 영향을 미치는 호르몬도 있다.

최신 연구 결과를 보면 장내세균은 효소 베타글루쿠로니다제를 통해 에스트로겐 수치를 조절한다고 한다. 따라서 장을 잘 보호하면 호르몬성 질환의 위험을 낮출 수 있는 것은 물론이고 호르몬 균형도 잡을 수 있다.

장과 뇌

우리의 장은 틀리는 법이 거의 없다. 다른 어떤 기관보다, 심지어 심장과 피부보다도 더 건강에 대해 많은 것을 안다. 장과 뇌는 장뇌축, 신경삭, 대사 부산물, 호르몬을 통해 쉬지 않고 연락을 주고받는다. 소화 계통 한 곳에만 1억 개의 신경세포가 있다. 그래서 장은 음식이 얼마나 들어 있는지, 그걸 소화하려면 어느 정도의 시간이 필요한지, 장벽에서 무슨 일이 일어났는지, 장 근육의 긴장이 풀렸는지 등등 온갖 소식을 인스타그램처럼 쉬지 않고 포스팅 해댄다. 뿐만 아니라 이웃인 신장을 비롯해 주변에서 오는 모든 자극을 인지하여 알린다. 이 많은 정보들은 통제 센터인 뇌로 흘러 들어가서 우리의 생각, 감정, 행동에 영향을 미친다. 이런 통신 업무는 주로 제10 뇌신경인 미주신경이 담당한다. 미주신경은 장기를 조종하고 정보 고속도로처럼 양방향으로 작동한다. 그래서 연인을 떠올리면 자신도 모르게 미소가 지어지고 어제 싸운 동료 얼굴을 떠올리면 짜증이 치밀어 오르면서 속이 쓰린 것이다.

그것만이 아니다. 장에는 나름의 두뇌가 있다. 장벽에 있는 신경세포들은 두뇌 신경세포들과 동일하다. 해부학적 구조만 같은 게 아니라 소통에 사용하는 전달 물질도 같다. 덕분에 이성이 아직 결정을 망설이고 있는 순간에도 배 속에선 이미 결정을 마쳤다. 신경학자들은 그걸 가리켜 '복부 뇌(abdominal brain)'라고 한다.

배 속에서 반짝이는 수십억 개의 별

복부 뇌 이야기가 나왔으니 장에 사는 작은 생명체들을 그냥 지나칠 수가 없다. 세계 학계는 오래전부터 장내세균이라 부르는 장 미생물에 큰 관심을 기울여왔다. 이 수천억 마리의 박테리아, 효모, 균류가 없다면 우리는 벌써 죽었을 것이기 때문이다. 인체에 사는 세균의 숫자는 은하수의 별보다도 많다. 그래서 예나대학병원 내과 과장 안드레아스 슈탈마흐는 이런 농담을 던졌다. "사실 우리는 90퍼센트가 박테리아고 10퍼센트만 사람이죠."

우리 몸에 사는 이 세입자들은 우리가 모르는 사이 참으로 바삐 움직인다. 유독성 물질과 싸우고 당 분자를 쪼개고 지방산과 비타민(B1, B2, B6, B12, K2, H)과 아미노산을 생산한다. 또 장의 산도를 조절하여 살모넬라 같은 설사 원인균을 쫓아내며 심혈관 시스템, 체중, 호르몬 순환은 물론 면역 방어를 조절한다.

건강한 장내세균은 당뇨병, 이상지질혈증, 암 같은 만성 질환을 막아준다. 최근의 몇몇 연구 결과를 보면 이 기능이 파킨슨과 알츠하이머에도 적용될 가능성이 크다. 캐나다 맥매스터대학교의 학자들은 심지어 사람의 성격까지 장내세균이 좌우한다고 확신한다. 용감한 쥐의 장내세균을 소심한 쥐의 장으로 옮겼더니 소심한 쥐가 용감해졌던 것이다.

미주신경뿐 아니라 장내세균이 직접 만드는 전달 물질도 스트레스 호르몬 수치를 적극적으로 낮출 수 있다. 그러니까 장내세균은 스트레스의 지표인 셈이다. 장에서 만사가 순조로우면 장내세균이 부신에게 코르티솔 생산을 중지해도 좋다고 알리기 때문이다.

프랑스 학자들은 특정 장내세균(비피도박테리움 롱굼과 락토바실루스 헬베티쿠스)을 4주 동안 복용하면 우울증이 감소한다는 사실을 입증했다. 환자들이 이들 세균을 먹은 후 주눅이 들거나 화가 나던 마음이 많이 가라앉았고 신체 증상 역시 훨씬 완화되었다. 다른 연구 결과를 보면 락토바실루스 카세이를 3주 복용한 후에 기분이 나아졌다고 한다.

장내세균의 역할은 이뿐만이 아니다. 장에는 식욕 촉진 작용을 하는 박테리아 종들이 살고 있다. 이 박테리아들이 생존에 필요한 아미노산인 티로신과 트립토판을 생산하는데, 이 아미노산들은 특히 근육을 만들고 수면을 촉진하며 마음을 안정시킨다. 한 연구 결과를 보면 월경전증후군이 있는 여성이 트립토판과 탄수화물이 많이 들어간 음식을 먹으면 기분이 좋아지고 신체 증상도 호전된다고 한다. 문제는 트립토판으로 인해 뇌의 보상 센터가 자극을 받아서 자꾸 먹으려고 한다는 데 있다. 당연히 바람직하지 않은 효과다. 이럴 때는 기장이나 밀기울처럼 식이섬유가 많은 음식에 든 트립토판을 먹으면 된다. 그럼 만족한 뇌에게 이런 정보가 들어온다. "땡큐, 나 이제 배불러요."

우리의 장내세균은 예민해서 안정이 필요하다. 2016년 이스라엘 와이즈만연구소의 학자들은 장내세균이 낮과 밤에 각각 다른 일을 한다는 사실을 밝혀냈다. 이런 밤낮 리듬은 식사 시간을 통해 정해진다. 따라서 야간 근무, 시차, 불규칙적인 식사, 식이섬유가 적게 든 음식, 스트레스나 의약품은 장내세균을 혼란에 빠뜨린다. 그것이 건강에 어떤 해를 입히는지는 앞에서 이미 설명한 바 있다. 여기서는 흥미로운 뉴스를 두 가지 덧붙인다. 장세척이나 항생제 치료로 인해 박테리아 종의 균형이 깨지거나 박테리아의 전체 숫자가 크게 줄면 에스트로겐 결핍이나 과잉이 나타날 수 있다. 또 노화로 인한 장내세균의 변화는 혈관 손상을 일으킬 수도 있다. 지금껏 우리는 나이가 들면 혈관이 더 경직된다고만 생각했다. 그런데 미국의 최근 연구 결과를 보면 나이가 들면 장내세균이 동맥경화를 촉진하는 TMAO 같은 분자들을 생산하는 것 같다.

장누수증후군: 장벽에 뚫린 구멍

균형을 잃은 장내세균은 소화하지 못한 큰 입자들을 장벽에 쌓아 염증을 일으키고, 이것이 장벽을 해쳐 장누수증후군을 불러온다. 그렇게 되면 특히 소장 부위의 장 점막에 틈이 생긴다. 약품이나 편식, 스트레스, 니코틴, 살충제, 술 등이 원인이다. 장 점막이 충분히 조밀하지 않아 장벽의 투과성이 증가하면 온몸에서 국부 염증과 만성 염증이 발생하고 비만 위험성이 커진다. 심지어 세포의 인슐린 농도에도 나쁜 영향을 미쳐 당뇨병 발생 위험을 높인다.

신체 면역세포의 80퍼센트 이상이 장벽의 점막에서 살기 때문에 음식과 함께 몸으로 들어온 박테리아와 바이러스는 혈액과 림프로 들어가기 전 이곳에서 붙잡힌다. 정말이지 천재적인 방어책이 아닐 수 없다. 이 면역 방어는 보편적이어서 모든 세균을 대상으로 삼는다. 물론 표적이 뚜렷한 특수 방어도 있다. 파이어판이라 부르는 소장 점막의 기관에서 무리 지어 사는 면역방어 세포(항체 면역글로불린 A)가 바로 그 주인공이다. 면역 체계는 침입자가 몸에 들어와 스트레스를 일으킨 적이 있으면 그 녀석을 잘 기억해두었다가 다음번에 또 만나면 당장 면역글로불린 A(IgA)를 파견한다. 따라서 면역 체계뿐 아니라 호르몬의 균형을 위해서도 장벽의 점막이 건강해야 한다.

장벽의 투과성이 높아지면 다른 호르몬의 혈중 함량이 늘어나 호르몬 균형도 깨진다. 또 염증의 바로미터인 조눌린의 수치도 높아진다. 조눌린은 장벽 투과성의 지표로 통하며, 다낭성난소증후군 환자의 장에 사는 박테리아 종이 적은 것과도 연관이 있다.

그러니까 장내세균과 성호르몬, 면역 체계와 에너지 신진대사는 서로 영향을 주고받는 사이다. 식이섬유가 풍부한 음식을 먹고 스트레스를 줄이고 약을 남용하지 않아서 장 점막을 잘 보호해야 하는 이유가 거기에 있다.

장도 다양성을 좋아해

다양한 종의 장내세균이 우리의 건강과 체중을 지킨다. 장에 사는 박테리아의 종이 많을수록 몸은 더 건강하고 날씬하며 다이어트의 효과도 빠르다. 우리 장도 다양성을 좋아하는 것이다.

지난 몇 년간의 모든 연구 결과가 그렇다고 입증한다. 아토피나 당뇨병 환자를 역추적해보면 진단을 받기 몇 주 혹은 몇 년 전부터 이미 장내세균의 구성이 변했다는 사실을 알 수 있다. 종의 다양성이 줄고 건강에 좋은 박테리아 종의 숫자가 줄어든 것이다.

그래서 요즘 학자들은 많은 염증의 원인도 장에 있다고 확신한다. 장내세균이 균형을 잃으면 면역 체계가 충분한 단련을 하지 못하여 장 점막 바리케이드에 문제가 생긴다. 그럼 우리 몸에 해로운 박테리아나 독성 물질이 혈관과 림프관으로 들어가 온몸으로 퍼져나간다. 그것들이 장기에 이르면 염증을 일으킬 수도 있고, 특히 소화 계통의 다양한 암 발생 원인이 된다.

살아 있는 장 박테리아는 이미 오래전부터 궤양성 대장염이나 크론병 같은 만성 염증성 장 질환의 증상 완화에 쓰여왔다. 2016년, 미국 노스이스턴대학교의 필립 스트랜드위츠는 장에 사는 한 종의 박테리아가 뇌 전달 물질 GABA가 있어야만 생존한다는 사실을 알아냈다. 현재는 이 특수 박테리아를 우울증, 조울증, 불안의 치료에 활용하기 위한 연구가 진행 중이다. 네덜란드 위트레흐트대학교의 알레타 크라네벨트는 2018년에 장내세균의 불균형과 정신 질환의 연관성을 밝힌 바 있다.

락토바실루스 아시도필루스(Lactobacillus acidophilus)와 비피도박테리움 비피둠(Bifidobacterium bifidum) 콤비가 우울증 증상을 개선했다는 연구 결과도 있다. 비타민 D 수치가 충분할 경우엔 락토바실루스 헬베티쿠스(Lactobacillus helveticus)와 비피도박테리움 롱굼(Bifidobacterium longum)을 추가하면 도움이 되었다. 아마 얼마 못 가 인류는 이런 고민을 하게 될 것 같다. 프로바이오틱스냐, 항우울제냐? 관심 있게 지켜볼 만한 부분이다.

영양을 통한 호르몬 조절

식이섬유, 통곡물, 초록 채소, 다양한 신선 식품은 미생물뿐 아니라 모든 유기체가 좋아한다. 언제 어디서나 그렇지만 특히 갱년기에는 식이섬유가 많은 식품이 에스트로겐 부족으로 인한 변비를 예방한다. 또 이 시기에는 항산화 식품에도 관심을 기울여야 한다. 항산화 식품이 세포의 변성을 막아 암을 예방하기 때문이다.

진짜 슈퍼 푸드는 발효 식품이다. 살아 있는 박테리아를 함유하므로 장내세균을 늘리고 무엇보다 비만을 방지한다. 그 사실을 최초로 입증한 사람은 중국 미생물학자 자오리핑이었다. 그는 연구를 위해 미국으로 건너가 지내면서 패스트푸드를 많이 먹었다. 그랬더니 고국으로 돌아올 무렵엔 몸무게가 무려 30kg이나 늘었고 혈액 수치도 나빠졌다. 집에 돌아온 그는 곧바로 다시 중국 전통 음식을 먹기 시작했고, 특히 발효 여주와 중국 참마뿌리를 많이 먹었다. 그 결과 2년 만에 20kg이 줄었고 혈중 지방도 다시 정상 범위로 돌아왔다. 발효 식품 덕분에 장내세균의 구성이 변한 것이다. 그는 훗날 쥐를 대상으로 실험을 실시해 그 내용을 과학적으로 입증하였다.

그럼 갱년기에 우리 몸을 보호하고 체중을 조절할 수 있는 여러 발효 식품과 그 밖의 주요 식품들을 알아보자.

발효 식품

발효빵(사워도우)이 요즘 유행이다. 대장에게는 참으로 반가운 뉴스가 아닐 수 없다. 발효빵에는 살아 있는 박테리아가 많아 장내 호르몬 조절을 도와준다. 이러한 발효 식품으로는 식초, 김치, 치즈, 두부, 발효유, 살라미, 절임 청어, 발효차, 위스키, 차, 맥주, 와인 등이 있다. 발효란 박테리아, 균류를 통한 식품의 변화 과정을 말한다. 고대 이집트와 바빌로니아 사람들도 맥주나 빵을 만들 때 효모를 이용했다고 하며, 채소와 생선의 발효 역시 수천 년의 역사를 자랑한다. 냉장고가 없었던 시절에는 발효가 식품을 오래 보관할 수 있는 건강한 방법이었던 것이다.

발효 식품은 가열할 필요가 없기 때문에 각종 비타민과 무기질이 그대로 남아 있다. 또한 살아 있는 유익한 박테리아가 장내세균을 지원한다. 면역 체계를 강화하고 비타민 C나 B12 같은 주요 비타민의 형성을 돕는 락토바실루스가 대표적이다. 인슐린, 히알루론산, 스트렙토키나제, 페니실린 같은 의약품의 생산에도 발효 공법이 이용된다.

저절로 발효가 되는 식품도 있다. 홍차가 대표적이다. 젖은 상태에서 찻잎을 치대면 잎의 세포가 으깨진다. 이때 효소와 페놀 같은 내용물이 공기와 접촉하면서 산소와 반응한다. 다들 알다시피 맥주나 요거트는 홉이나 우유에 박테리아나 균류를 첨가하여 만든 식품이다.

발효 식품은 항산화, 항염증, 독소 배출 작용을 한다. 또 콜레스테롤 수치를 낮추고 철의 흡수를 촉진하며 색전증과 비만을 예방하고 소화를 돕고 가스 발생을 막는다.

필자가 특히 추천하는 발효 식품은 콩 제품, 요거트 제품, 콤부차, 발효유, 김치, 자우어크라우트(독일식 양배추 절임-옮긴이)다. 콤부차는 탄산이 들어간 발효 녹차 혹은 홍차로, 건강한 박테리아는 물론 엽산과 철 같은 영양소가 많다. 발효유는 단백질이 풍부하고 포만감을 준다. 자우어크라우트는 비타민 C, 철, 엽산, 식이섬유, 유산균이 풍부하지만 먹을 때 익히지 않아야 박테리아가 효력을 발휘할 수 있다. 요거트는 당과 첨가물이 많이 들어간 과일 요거트보다 플레인 제품을 먹는 것이 좋다.

아시아 식단에는 발효 식품이 많다. 김치는 배추, 생강, 마늘, 무 등으로 만든 한국의 전통 식품으로, 식이섬유는 물론이고 비타민 A, B, C, 단백질, 아미노산, 미네랄이 풍부하다. 콩으로 만든 인도네시아 발효 식품인 템페는 필수 아미노산, 단백질, 마그네슘, 철, 인, 칼슘이 풍부하다. 미소는 주로 국으로 먹는 일본의 콩 발효 식품이며, 역시 콩을 갈아 만든 두부에는 철과 비타민 B6, 칼슘, 엽산이 풍부하다.

식이섬유

앞에서도 강조했듯 식이섬유는 갱년기에 특히 중요한 먹을거리다. 위와 장에 부담을 주지 않고, 대장에 와서야 소화가 되기 때문에 유익한 장내세균의 가장 중요한 먹이가 된다. 식이섬유는 변비를 예방한다. 갱년기가 되면 에스트로겐 부족으로 장내 신진대사 과정이 느려지면서 변비가 생기기 쉽다. 따라서 정제 곡류 대신 식이섬유가 많은 통곡물을 먹고 소화 과정이 긴 유제품과 고기는 피하는 것이 변비 예방에 도움이 된다. 식이섬유는 또 과잉 에스트로겐을 분해하여 신체 밖으로 배출시킨다.

콩, 아마씨, 스펠트밀, 귀리, 베리류, 건조 과일, 견과류, 채소, 특히 브로콜리나 양배추, 초록 채소에 식이섬유가 많다.

변비가 심할 때는 하루 2~3리터의 물과 식물성 기름, 마그네습이 도움이 된다. 아침마다 올리브오일 한 스푼을 먹는 것도 좋다. 힌두교 전통 의학인 아유르베다에서는 아침마다 따뜻한 물 한 잔이나 생강차를 권한다. 그럼 대장에 사는 생명의 정령들이 깨어난다고 한다.

토마토와 불포화지방

토마토는 난소암과 전립선암을 예방한다. 올리브유와 카놀라유, 아마씨유에 많이 들어 있는 불포화지방산은 유방암 등의 암, 심근경색, 뇌졸중, 당뇨병을 예방한다. 따라서 토마토와 이런 종류의 기름을 많이 먹고 버터와 마가린은 피하는 것이 좋다. 특히 마가린은 액상 기름을 인위적으로 고체로 만들 때 나오는 트랜스지방을 함유하고 있다. LDL 콜레스테롤과 트리글리세라이드의 수치를 높이고 염증을 촉진하며 인슐린 저항을 일으키며 심장 및 혈관 질환과 암의 발생 위험을 높인다. 미국에선 이미 트랜스지방을 금지했으며 독일의 경우 상한선을 두고 있다.

기적의 향신료, 울금

울금을 향신료로 사용하자. 울금에 함유된 커큐민이 염증을 막아서 관절통과 만성 염증 장 질환에 큰 도움이 된다. 특히 장과 전립선에서 암세포의 성장을 막는다. 하지만 하루 2g 정도의 많은 양을 먹어야 한다. 울금가루 한 티스푼에 후추를 조금 섞어 먹으면 후추가 흡수를 돕는다.

동물성 단백질과 술은 피하라

젖소는 계속 우유를 생산하게끔 인공 수정을 시킨다. 따라서 우유에는 소의 임신 호르몬이 섞여 있다. 양과 염소의 젖에도 호르몬이 들어 있지만 대량 사육을 하지 않기 때문에 양이 많지 않다.

밤마다 적포도주 한 잔을 마시면 건강에 좋다는 말을 많이 한다. 하지만 최신 연구 결과를 보면 술은 아무리 적은 양이라도 암 발생 위험을 높인다. 물론 적은 양이면 포도주가 심혈관 질환을 예방할 수 있다. 하지만 그건 포도껍질에 든 항산화 물질 레스베라트롤 덕분이므로 굳이 술로 만들지 않고 그냥 포도를 먹어도 섭취할 수 있다. 술은 분해되어 지방이 되기 때문에 칼로리 폭탄이며 에스트로겐 우세를 촉진한다. 특히 갑상선세포에 해롭다. 그러므로 술은 최대한 자제하고 대신 포도를 먹거나 하루에 한 번 레스베라트롤을 400mg 캡슐로 복용할 것을 권한다.

장에게 휴식을

물론 인간은 먹어야 산다. 하지만 쉬지 않고 먹어야 하는 건 아니다. 한 번 식사를 마친 후에는 적어도 네 시간의 휴식을 주어야 한다. 계속 과자나 음식을 집어 먹으면 인슐린이 쉬지 않고 오르내리므로 당뇨병에 걸리기 쉽다.

열 번으로 나누어 조금씩 먹지 말고 하루 세 번 정식으로 식사를 하자. 또 무엇보다 규칙적인 식사가 중요하다. 장내세균도 바이오리듬이 있다. 아침이나 저녁을 계속 거르거나, 한밤중에 배가 고파 허겁지겁 속을 채우면 장내세균이 허덕인다. 밤에는 따로 할 일이 있는데 소화까지 해야 하니 말이다.

체중의 균형을 잡자

이제 우리 여성들에게 엄청나게 중요한 주제로 접어들었다. 특히 폐경전기에 접어들면 여성의 3분의 2가 불어난 체중으로 고민을 한다. 밥을 줄이고 운동을 하면서 체중 조절에 나서보지만 저울의 숫자는 도무지 줄어들 줄을 모른다.

친구나 의사들은 쉽게 말한다. "적게 먹고 많이 움직이세요." 그렇게 간단한 문제였으면 애당초 고민을 털어놓지도 않았을 것이다. 20대 중반에는 2주일만 바짝 노력하면 비키니를 소화할 수 있는 몸매로 쉽게 돌아갔는데 이제는 아무리 다이어트를 해도 불어난 살이 돌아갈 생각을 하지 않는다.

폐경기 비만의 원인

다양한 원인이 있다. 첫째, 매달 난자를 키우고 배란을 시키고 난포를 황체로 바꾸자면 에너지가 필요하다. 또 배란이 일어나면 체온이 약 0.5도 오르는데 체온을 올리자면 그만큼의 에너지가 필요하다. 그런데 35세부터는 배란이 되지 않는 무배란기가 늘어난다. 배란이 중단되면 배란에는 물론이고 체온 상승에 필요한 에너지가 사용되지 않을 것이다. 따라서 폐경이 되면 이전보다 매일 약 300칼로리가 덜 든다고 한다.

둘째, 40세 이상의 70퍼센트가 예전보다 몸을 덜 움직인다. 게다가 떨어지는 DHEA 수치는 근육 생성에 제동을 건다. 그런데 근육이야말로 최고의 지방 연소기다.

더구나 그 나이가 되면 렙틴 저항성도 자주 나타난다. 세포들이 포만감 호르몬인 렙틴의 말을 듣지 않는 것이다. 이럴 땐 운동이 최고의 방법이다. 운동과 규칙적인 식사가 포만감을 활성화시킬 수 있기 때문이다.

앞서도 말했듯 에스트로겐이 우세하면 몸이 붓고 배에 살이 찐다. 또 프로게스테론이 부족하면 갑상선 기능에 문제가 생겨 에스트로겐을 저지할 수 없다.

스트레스 역시 비만을 부른다. 과도한 설탕 섭취, 사회가 강요하는 술자리, 환경오염, 운동 부족도 비만을 초래할 수 있다.

호르몬 문제 말고도 갑상선 기능저하, 다낭성난소증후군, 인슐린 저항이나 당뇨병이 있는지도 살펴야 한다. 장내세균은 건강한가? 항생제 치료를 받은 후엔 균형을 잃은 장내세균이 다이어트 노력을 처참하게 무산시킬 수 있기 때문이다. 최신 연구 결과를 보면 환경 독성 물질과 미세플라스틱에도 우리의 호르몬을 교란시키는 물질이 들어 있다고 한다. 이러한 환경호르몬은 포만감 호르몬과 지방세포의 저장 및 분해를 교란시킨다. 따라서 현대 여성들은 아무리 열심히 다이어트를 해도 큰 효과가 나지 않는 것이다.

물론 좋은 소식도 있다. 생활 습관으로 최고 80퍼센트까지 체중을 조절할 수 있다고 한다. 다행히도 케첩과 과일 요거트, 기타 완제품들에 설탕이 다량 첨가된다는 사실에 이제 너도 나도 관심을 갖기 시작했다. 더 이상 모르고서 설탕을 먹어대던 시대는 지났다는 소리다.

스트레스 받지 않고 살 빼기

필자가 권하는 것은 단기 다이어트가 아니라 녹색 채소, 식이섬유, 칼로리 없는 음료를 위주로 먹는 장기적인 식습관 변화다. 물론 어쩔 수 없는 경우에는 적당한 양을 지키면서 카레 소시지나 초콜릿 바도 먹을 수 있다. 체중 문제는 전체적으로 접근해야 한다. 독소를 빼고 스트레스를 줄이며 음식을 바꾸고 규칙적으로 운동을 하며 잘 자고 호르몬 불균형을 치료하는 방향으로 나아가야 한다. 또 무엇보다 자신에게 관대해질 필요가 있다. 남에겐 그렇게 친절하면 무엇이 몸무게를 결정하는가?

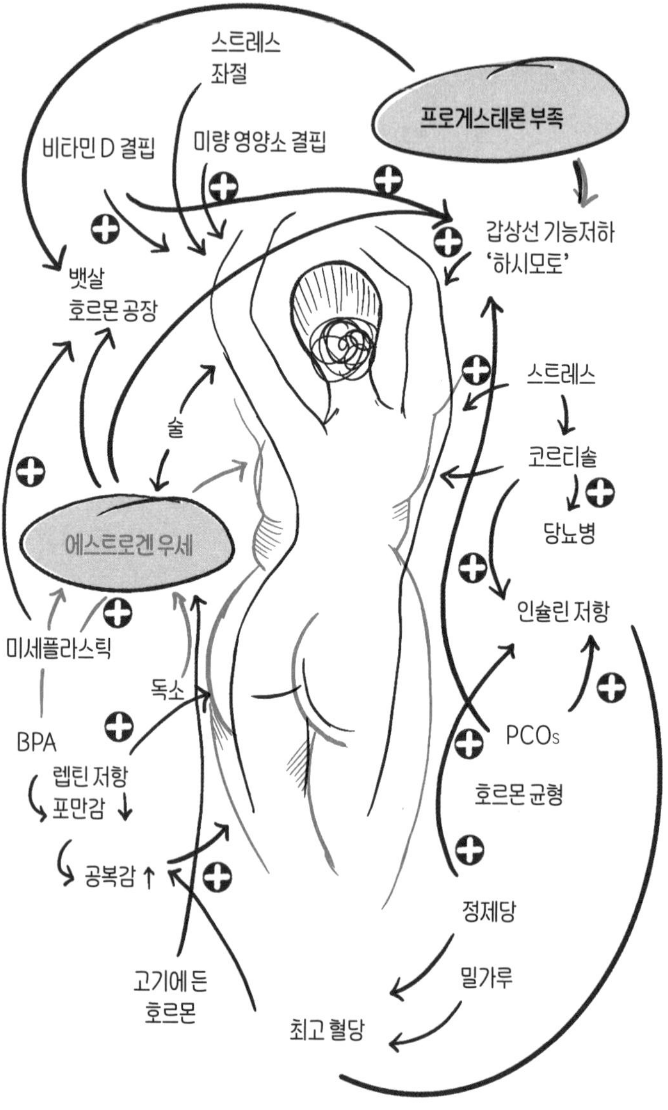

서 왜 자신에겐 그렇게 가혹할까? 무슨 보디빌딩 대회에 나갈 것도 아니면서 왜 몸을 혹사하면서까지 다이어트를 하려 드는가? 마흔이 넘어서 스물세 살 대학생이나 열다섯 살 자기 딸처럼 보이고 싶다는 생각은 애당초 과욕이다.

살을 빼고 싶다면 가장 먼저 우리가 왜 먹는지부터 물어야 한다. 물론 우리는 살기 위해 먹는다. 하지만 필요 이상으로 살이 찐다는 것은 소비하는 칼로리보다 많이 먹는다는 뜻이다.

왜 칼로리가 소모되지 않는가는 전혀 다른 문제다. 갑상선 기능 저하 같은 질병 때문일 수도 있고 몸에서 필요한 칼로리는 줄었는데도 여전히 버리지 못한 오랜 식습관 때문일 수도 있다. 옮긴 직장에서는 앉아서 일하는 시간이 늘었기 때문일 수도 있다. 유전자, 스트레스, 노화, 영양소와 비타민 부족, 환경오염 등도 비만의 원인이다.

하지만 처음의 질문으로 돌아가보자. 당신은 왜 먹는가?

음식은 그리움일 수 있다. 일요일의 바비큐 냄새로 행복했던 어린 시절이 떠오르고 해산물의 향으로 즐거웠던 바다 여행이 생각난다. 음식은 사교일 수 있다. 감자샐러드를 보면 학창 시절의 급식이 떠오르고, 고급 뷔페에 가면 화려했던 자신의 결혼식이 떠오른다. 음식은 보상일 수 있다. 포도주 한 잔에 치즈 한 조각은 고단했던 하루를 마치고 맞이한 느긋한 저녁 시간이다. 음식은 애정일 수 있다. 사랑하는 아내의 생일에 남편은 아내가 좋아하는 음식으로 직접 상을 차려 축하의 마음을 전한다. 음식은 위안일 수 있다. 감자칩 한 봉지면 이별의 아픔과 외로움이 옅어진다.

음식 일기 쓰기

내가 왜 먹는지를 어떻게 알까? 그 이유를 아는 게 왜 그리 중요한가? 한번 직접 실험해보라. 2주 이상 음식 일기를 써보자. 두근두근. 무엇이 나올지 정말로 기대가 된다. 음식 일기를 써보면 자신이 왜 먹는지, 그 결과가 어떤지를 알 수 있고 무엇보다 정신을 차리고 음식을 섭취하게 된다. 자신이 어떨 때 건강에 해롭거나 칼로리 폭탄인 음식으로 손을 뻗는지 그 도식을 이해하게 될 것이다.

어떨 때 마음이 약해지나? 음식은 무엇 대신인가? 먹을 때 어떤 기분인가? 먹은 음식 옆에 당시의 기분을 적어보자. 포만감을 느끼기 위해선 어느 정도나 먹어야 하는가? 혹시 외로워서, 화가 나서 먹지는 않는가? 먹고 나서 죄책감을 느끼지는 않는가? 혼자 먹는가? 사람들하고 같이 먹는가?

가령 이런 내용일 것이다. '오늘은 점심 먹을 시간이 없었다. 미팅이 늦게 시작된 데다 늦게까지 이어졌다. 다 팀장님 때문! 3시면 구내식당이 닫힌다. 몹시 피곤하고 당이 떨어져서 매점으로 달려갔다. 먹을 만한 게 소시지 빵이랑 초콜릿 바 밖에 없어서 소시지 빵 두 개에 초콜릿 바 세 개를 커피와 함께 허겁지겁 먹었다. 미팅하느라 고생했는데 그 정도는 먹어줘야지.'

그럼 다음부터는 미팅이 잡힌 날에는 아침에 미리 통밀 샌드위치를 사서 들고 가자고 마음을 먹을 것이다. 건강에 해로운 음식을 먹게 되는 이유를 파악하고 나면 설탕 두 스푼 넣은 카푸치노 대신 녹차 한 잔을 마셔도 만족하게끔 뇌의 프로그램을 고칠 수 있다.

동기는 절반의 성공이다

왜 살을 빼려는가? 무엇을 위해 맛난 피자와 포도주를 포기하려는가? 이 질문이야말로 다이어트를 지속하게 만드는 결정적인 동기를 깨닫게 한다. 솔직히 말해 아무 이유도 없는데 무슨 영화를 누리겠다고 배고픔을 참겠는가?

왜 체중을 줄이려 하는가? 혈압을 떨어뜨리지 않으면 어지러워 못 살 것 같으니까? 당뇨약을 그만 먹고 싶으니까? 제일 아끼는 옷을 다시 입고 싶어서? 애들하고 같이 조깅을 하고 싶어서? 최고의 이유를 찾아라. 그리고 그 이유를 포스트잇에 적어 욕실 거울이나 냉장고에 붙이자. 동기가 있어야 한다.

사회적 통제가 다이어트 유지의 가능성을 높인다는 것은 실험으로도 입증된 사실이다. 친구나 가족에게 다이어트 사실을 알려 혹시라도 나태해진 순간에 경보를 울리게 하자.

길이 목표다

너무 조급하게 생각하거나 처음부터 목표를 너무 높게 잡지 말자. 연구 결과로 입증된 현실적인 성공은 1년에 10kg 이하다. 특히 낮아진 혈당, 혈중 지방 수치 및 혈압이 확인된다면 그것이 진짜 건강한 다이어트일 것이다. 매사추세츠대학교에서 실시한 연구 결과는 하루 1000칼로리 이하를 섭취할 경우 기분이 나빠지고 집중력이 떨어지며 배가 고파서 다이어트를 중단하게 될 확률이 높다고 한다. 그러니까 불필요하게 굶지 말자.

규칙적인 식사를 해야 한다. 주말을 포함하여 매일 같은 시간에 먹는 것이 가장 좋다. 그럼 몸이 음식 부족을 걱정하지 않으니 구태여 양분을 저장하지 않을 것이다. 당연히 뇌도 긴장을 풀 수 있을 것이고, 식사가 스트레스가 아니라 보살핌이 될 수 있다.

따라서 무작정 굶는 다이어트는 안 된다. 단기적으로는 살이 빠질지 몰라도 장기적으로 보면 몸에 해롭기만 하다. 어차피 빠졌던 살이 금방 다시 돌아올 테니까 말이다.

식품 첨가물은 살을 찌우고 체지방과 혈당 수치를 높인다. 가급적이면 신선 식품을 먹자.

비타민 D를 활용하라

다이어트를 하는 동안 보조제로 비타민 D 제제를 먹은 여성은 그러지 않은 여성보다 살이 더 많이 빠졌다는 연구 결과가 〈미국 임상영양학 저널(AJCN)〉에 실렸다. 또 다이어트를 하면서 칼슘과 비타민 D를 복용한 실험 참가자들은 혈압, 혈당, 인슐린 수치, 혈중 지방 수치도 더 낮았다. 또 비타민 D가 부족할 경우 아시아 사람들이 훨씬 더 비만과 인슐린 저항이 생기기 쉽다는 사실도 확인되었다.

학자들은 비타민 D가 지방 연소의 신호를 보낸다고 추측한다. 특수한 비타민 D 수용체를 통해 지방세포를 연소할 것인지 말 것인지를 조종한다고 말이다. 연소하지 말라고 조종하는 경우 그 지방은 엉덩이에 가서 살이 된다. 따라서 다이어트를 시작하기 전에는 미리 비타민 D 수치를 확인하여 부족할 경우 균형 있게 보충하는 것이 좋겠다.

장내세균을 건강하게

미국의 한 연구팀이 최초로 체중에 미치는 장내세균의 중요한 영향력을 밝혀냈다. 몸무게가 정상인 쥐의 장에 비만 쥐의 장내세균을 이식했더니 다이어트를 시켰음에도 불구하고 살이 쪘던 것이다. 스웨덴 학자들은 비만인의 장에 사는 세균은 종이 다양하지 않을 뿐 아니라 체지방 세포로 전달되는 특수 탄수화물을 대사시키는 박테리아 종이 더 많이 산다는 사실을 입증했다.

그뿐만이 아니다. 체중에 영향을 미칠 수 있는 장내세균들이 발견되었다. 비만인의 장은 박테로이데테스(Bacteroidetes)의 숫자는 적고 피르미쿠테스(Firmicutes)의 숫자는 많다. 또 아커만시아 무시니필라(Akkermansia muciniphila)는 비만을 막아주는데, 정상 몸무게인 사람들의 장내세균 중 이 박테리아의 비율은 최고 3~5퍼센트지만 비만인의 경우는 훨씬 적다.

그런데 이 장내세균의 구성은 우리가 어떤 음식을 먹느냐에 따라 달라진다. 발효 식품, 식이섬유가 많은 든 식품을 자주 먹으면 장내세균도 건강해진다. 좋은 음식을 먹은 박테리아는 스스로가 대사산물을 만들어낸다. 특히 헝엄 성분이 든 짧은 사슬 지방산, 염증을 막아주는 당 화합물, 장 조직을 안정시키는 물질 등을 생산한다. 이 모든 것이 추가로 체중을 조절한다.

프랑스 학자들이 렙틴 호르몬 유전자 결함이 있는 쥐들을 연구했다. 렙틴은 '지방 창고가 꽉 찼다'는 정보를 전달하며 식욕을 조절한다. 그런데 비만인 경우에는 이 피드백이 제대로 작동하지 않아서 계속해서 배가 고프다. 장내세균의 구성이 다르면 양분 활용이 좋아지고 양분을 더 쉽게 지방으로 저장할지 모른다는 그간의 추측을 이 학자들이 입증한 것이다.

아차, 먹어버렸다고? 그래도 계속하자

참지 못하고 빵이나 아이스크림을 먹어버릴 때도 있을 것이다. 하지만 그랬다고 자책하며 포기할 것이 아니라 목표를 이룰 때까지 다시 매진해야 한다. 의지박약이어서 그런 게 아니다. 다들 그러면서 산다. 과식을 했을 경우엔 저녁 한 끼를 굶거나 하루이틀 식사량을 줄이거나 운동을 조금 더 많이 하면 된다. 금방 다시 자기 페이스로 돌아올 테니 걱정할 것 없다.

배고픔인가 목마름인가

배가 고플 땐 정말 그런지 한번 고민해보자. 목이 말라도 배가 고프다고 느낄 수 있기 때문이다. 그 탓에 적지 않은 사람들이 물은 안 마시고 대신 음식을 먹어댄다. 배가 고프다는 생각이 들면 일단 물을 한 잔 마셔보자. 그래도 배가 고픈가?

배가 고플 때는 장을 보지 말아야 한다! 다들 너무 잘 아는 진리임에도 자꾸만 속는다. 배가 고프면 장보기 목록에 적힌 것 외에 자꾸 딴것을 추가하게 된다. 특히 단 것, 짠 것, 몸에 이롭지 않은 것으로 손이 뻗는다. 시간이 허락한다면 매일 조금씩 장을 보는 것이 좋다. 무엇보다 신선한 식재료를 살 수 있고, 먹겠다고 샀다가 안 먹고 버리는 일도 없다.

캐나다 학자들의 연구 결과를 보면 여덟 시간 수면이 이상적이라고 한다. 더 적게 자거나 많이 자면 비만을 부를 수 있다. 여러 해 동안 잠을 너무 적게 잔 사람은 6년 안에 5kg이 늘어날 위험이 30퍼센트에 달한다. 수면이 부족하면 포만감 호르몬인 렙틴이 줄어들고 식욕을 촉진하는 그렐린이 늘어난다. 밤을 꼴딱 새워본 적이 있다면 알 것이다. 이상하게 느끼한 음식이 당긴다는 것을.

일찍 일어나는 새가 칼로리를 많이 소비한다. 실제로 늦잠꾸러기는 부지런한 친구보다 평균 250칼로리를 더 먹는다. 게다가 패스트푸드를 더 많이 먹고, 밤에 먹는 데다 운동할 시간이 없다.

체중계에는 일주일에 한 번만

체중계 숫자가 며칠째 꼼짝도 안 한다. 처음에 쉽게 뺀 몇 kg은 대부분 조직에 있던 수분이 빠진 것이다. 간과 근육의 탄수화물 창고는 정말 많은 수분을 담고 있기 때문이다. 그래서 다이어트를 하면 제일 먼저 이 부분이 공격받는다. 그 후로 숫자가 꼼짝하지 않더라도 흔들리지 말자. 살이 빠지고 운동을 열심히 하면 지방이 근육으로 바뀐다. 당연히 근육은 지방보다 더 무겁다. 지금 당신의 체중은 호르몬 분비, 신진대사 과정 등으로 미루어볼 때 정상 범주에 있다. 때문에 전문가들은 체중을 매일 재지 말라고 권한다. 체중계에 오르는 건 일주일에 한 번이면 족하다.

초대를 받았다?

도저히 피할 수 없는 자리가 있다. 가족 모임, 생일 파티, 결혼식, 회식 등이다. 이럴 땐 뇌를 속이는 게 최고다. 접시나 그릇을 작은 것으로 고르면 꽉 차 보인다. 또 기름진 소스는 피하고 디저트나 치즈 대신 과일을 택하며 술은 한 잔으로 만족하자. 그랬는데도 너무 많이 먹었다 싶거든 다음 날 조금 덜 먹거나 운동을 더 많이 하면 된다.

담배를 끊었다면

담배를 끊은 사람들의 약 80퍼센트가 최고 7kg까지 몸무게가 는다. 아마도 독성 물질이 사라지면서 특정 장내세균들의 부담이 줄어 양분을 더 잘 활용하기 때문일 것이다. 비만인의 장에 많이 사는 몇 가지 종이 그에 해당한다. 금연 후 살찌는 것이 싫다면 프리바이오틱스와 식이섬유가 많은 식품을 먹자.

바나나와 초콜릿의 차이

바나나 한 개는 밀크초콜릿 바 한 개와 칼로리가 같다. 그런데도 바나나는 다섯 개나 먹어도 살이 찌지 않는다. 왜일까? 바나나의 탄수화물과 식물성 지방산은 우리의 장내세균이 전부 다 활용하지만 초콜릿에 든 동물성 지방은 체세포와 지방세포로 가기 때문이다.

7

운동으로 호르몬 조절하기

마흔이면 한창 바쁠 나이다. 직장에서도, 가정에서도 몸이 열 개라도 모자랄 만큼 할 일이 많다. 그러니 젊을 때만큼 몸에 신경을 쓸 수가 없다. 그렇게 눈에서 멀어졌던 몸이 어느 날 문득 다시 눈에 들어온다. 쇼윈도에, 엘리베이터 거울에 비친 자신의 몸을 보고는 화들짝 놀란다. 내 몸이 왜 갑자기 저 꼴이 됐지? 당연히 그 생각은 틀렸다. 변화는 이미 오래전에 시작되었다.

시작은 대부분 운동 부족이다. 가장 먼저 운동을 일정표에서 지운다. 일어나 가방 챙겨 헬스클럽까지 가려면 시간과 에너지가 든다. 운동 마치고 샤워하고 집에 오면 벌써 두세 시간이 훌쩍 지나간다. 그러잖아도 스트레스는 목까지 차고 기운도 없는데 어떻게 운동까지 하겠는가? 그렇게 멈춘 운동은 늘어난 지방과 줄어든 근육으로 되돌아온다.

몸매만 흉해지는 게 아니다. 특히 뱃살은 금방 해로운 호르몬 공장으로 돌변하여 염증을 촉진하고 호르몬 균형을 어지럽힌다. 근육이 약해지면 피로가 빨리 찾아오고 저장 양분이 줄어든다. 그러니 쉽게 지치고 의욕이 떨어진다.

30세에서 59세까지의 독일인 중 절반 이상이 운동을 하지 않으며, 특히 40세 이상 여성의 경우 그 비율이 70퍼센트를 넘는다. 운동은 모든 갱년기 증상에 도움이 된다. 운동은 열감, 근육통, 수면장애, 체중 증가를 막아주고 뼈의 생성을 높여 골다공증을 예방하며 심혈관 질환과 모든 암을 줄인다. 특히 유방암 예방 효과가 뛰어나다. 포만감 호르몬 렙틴과 관련된 최신 연구 결과도 흥미롭다. 살이 찌면 이 호르몬이 줄어드는데 운동이 렙틴의 작용을 복구해 공복감을 정상화시키기 때문에 다이어트에 도움이 되는 것이다.

남성만을 대상으로 한 것이긴 하지만 코펜하겐 의과대학에서 실시한 연구 결과를 보면 30세 이하의 젊은 남성들도 2주일만 운동을 안 하면 근육량이 3분의 1이나 줄어든다. 60세부터는 4분의 1이 주는데, 그 잃어버린 근육을 회복하려면 6주로도 충분치 않다.

그러니까 한 주만 운동을 걸러도 허벅지살이 늘어지는 게 당연하다. 체중이 줄어서가 아니라 근육이 빠졌기 때문이다. 근육량은 서른 살부터 지속적으로 감소해 10년마다 5퍼센트가 준다. 쉰 살이면 서른 살보다 10퍼센트나 근육이 적다는 말이다. 생물학적인 이유도 있겠지만 운동 부족 탓이 더 크다.

이렇듯 운동은 우리 몸에 더할 나위 없이 긍정적인 영향을 미친다. 운동의 놀라운 효과를 일목요연하게 정리해보면 다음과 같다.

- 운동은 심혈관 질환, 고혈압, 콜레스테롤 수치, 혈당 수치, 동맥경화, 뇌졸중의 발생 위험을 낮춘다. 또 혈액의 당을 근육세포로 보내서 그곳에서 연소시키므로 당뇨병을 예방하며, 인슐린 수치를 정상화시켜 인슐린 저항을 예방한다.
- 운동을 하면 칼로리가 연소되는 건 당연한 이치다. 운동을 충분히 하면 체지방 형태로 저장된 에너지 역시 연소된다. 멋진 다이어트 효과다.
- 운동은 뼈 생성을 자극한다. 지구력 운동과 웨이트 트레이닝의 효과가 가장 좋다. 운동을 하면 골밀도가 유지되어 골다공증을 예방할 수 있다. 또 척추 근육이 강화되기 때문에 규칙적으로 운동을 하는 여성은 등 통증도 없다. 등을 지탱하는 가장 중요한 지지대는 배 근육이다. 배 근육을 훈련할수록 등 근육도 튼튼해진다. 서로를 받쳐주는 두 개의 기둥을 상상하면 될 것이다. 하나를 빼면 남은 하나도 쓰러진다.
- 관절에는 관절 윤활제가 있다. 그것이 관절의 마찰을 방지한다. 이 윤활제는 걸쭉한 기름 같다. 기계를 오래 돌리지 않으면 딱딱하게 굳듯이 우리 무릎, 어깨, 엉덩이도 그렇다. 산책도 가고 자전거도 타고 해서 규칙적으로 기계를 돌려주어야 한다.
- 규칙적으로 운동을 하면 대장암과 유방암의 위험성이 낮아진다. 암 환자의 경우에도 운동을 하면 삶의 질이 개선되고 생존율 역시 최고 50퍼센트까지 높아진다.

- 뇌는 신체의 어떤 근육보다 많은 당을 사용한다. 운동을 하면 뇌에 산소가 공급되어 집중력과 학습력, 기억력과 사고력이 좋아진다. 갱년기 여성의 경우 머리가 멍할 때가 많다. 따라서 어느 때보다도 운동이 필요하다.
- 운동은 염증 과정을 중단시킬 수 있고 심지어 되돌릴 수 있다. 세포 내 작은 발전소인 미토콘드리아의 생성을 자극하는 전달 물질들이 운동을 하면 농도가 높아지기 때문이다.
- 규칙적으로 운동을 하면 우리 몸이 저장당을 불러와 분해하기 시작한다. 또 근육이 생성되고 조직이 단단해진다. 앞에서도 말했듯 근육은 지방보다 무겁기 때문에 저울에 찍힌 숫자가 줄어들지 않는다고 해서 실망할 이유가 없다. 저울의 숫자에 현혹되지 말자.
- 갱년기에 규칙적으로 운동을 하면 행복 호르몬의 분비량이 늘어난다. 그래서 마음이 편안하고 만족스러우며 아침에 일어날 때 몸이 가볍다. 또 운동은 포만감을 정상화시킨다.
- 무엇보다도 운동은 노화 과정을 지연시켜 젊음을 유지한다. 염증을 막고 세포 분해를 지연시키기 때문이다. 상상만 해도 멋지지 않은가? 강변을 따라 조깅하는 젊은 자신의 모습이!

호르몬 요가

몸과 정신, 마음, 호흡이 균형을 이룬다. 고대 인도 철학의 이런 가르침은 읽기만 해도 벌써 몸과 마음이 건강해지는 것 같다. 요가는 단순히 신체의 긴장 완화 훈련에 머물지 않고 자신은 물론 주변과 하나가 되려는 노력이다.

요가가 몸에 좋다는 것은 더 말할 필요가 없을 것이다. 특히 심혈관을 강화하고 혈압을 낮추며 면역 체계를 활성화하고 집중력을 키운다.

호르몬 요가는 1992년 브라질 여성 디나 로드리게스(Dinah Rodriges)가 개발하였다. 정통 요가(하타 요가와 쿤달리니 요가)와 티베트 명상 수행 및 호흡법을 결합한 요가로, 여성의 호르몬 분비선과 갑상선을 활성화하므로 월경전증후군이 있는 여성, 임신을 원하는 여성, 갱년기 여성에게 아주 적합한 운동법이다.

호르몬 요가는 복식 호흡과 운동을 통해 골반 장기를 마사지하고 혈액순환을 왕성하게 하는 것이 기존 요가와의 차별점이다. 물론 정통 요가와 같이 전신 운동과 스트레스 감소에 역점을 둔다. 스트레스는 호르몬 생산을 억압하기 때문이다. 따라서 호르몬 요가의 기본은 긴장 완화다. 긴장을 풀어 호르몬 생산의 심한 변화를 예방하려는 것이다.

모든 운동이 그러하듯 호르몬 요가도 꾸준함이 필요해서 매일 하면 제일 좋을 것이고 적어도 일주일에 4~5일은 해야 효과를 볼 수 있다. 본 프로그램은 약 30분이 소요되며 아침 시간에 하는 것이 좋다.

호르몬 요가의 4단계

필자의 경험상 호르몬 요가를 제대로 배우려면 요가 학원에 정식으로 등록을 해야 한다. 요가를 배운 적이 있다고 해도 호르몬 요가는 매우 특수해서 정식으로 배울 필요가 있을 것이다. 여기서는 간단하게 개요만 설명하기로 한다.

① 호흡: 바스트리카와 웃자이

바스트리카는 숨을 들이쉴 때 배를 불룩하게 만든다. 처음에는 따라 하기가 쉽지 않다. 배에 손을 얹고 그 손을 밀어 올린다고 상상하며 들이쉬면 좀 더 쉽다. 숨을 내쉴 때는 차분하게 '후' 하고 불며 내쉬면 된다. 그래야 자신의 호흡을 가장 잘 느낄 수 있다. 본 운동에 들어가기 전 최소 5~20회 실시하여 난소를 마사지한다.

웃자이는 입을 다물고 코로 숨을 들이쉬고 내쉰다. 공기가 목을 통과해야 한다. 거울에 대고 '후' 하고 입김을 부는 것과 같지만 입을 다물었다는 것이 다르다. 이 호흡법은 갑상선을 마사지한다.

② 잠금 운동: 반다

반다는 에너지를 조절하여 몸에 간직하는 데 목적이 있다. 물라 반다는 괄약근과 하복부를 최대한 수축해 하강하는 에너지를 위로 흐르게 하여 기의 손실을 막는다. 동시에 숨을 멈추고 혀끝을 입천장에 댄다. 그다음 난소와 갑상선을 떠올리며 천천히 이 두 기관으로 숨을 불어넣는다고 상상하며 숨을 내쉰다.

③ 준비 운동

본격적으로 호르몬 요가를 시작하기 전에 몸을 예열하고 스트레칭 하는 것이 중요하다. 이때부터 호흡법을 함께 활용하면 좋다.

④ 동작

여러 가지 동작이 있지만 몇 가지만 소개하면, 아래를 향한 개자세(아도 무카 스바나사나), 의자 자세(우트카타사나), 다리 자세(세투반다 사르반가사나), 물고기 자세(미츠야사나) 등이 있다. 처음 두 가지 자세는 난소를 활성화하며, 다리 자세는 갑상선과 골반에 좋고, 물고기 자세는 갑상선을 자극한다.

섹스

섹스와 여성의 오르가슴은 나이와 관계없이 다방면에서 최고의 명약이다. 피부, 가슴, 질이 자극을 받으면 행복 호르몬이 분비되고 조직의 혈액순환이 왕성해지며 스트레스가 해소된다.

오스트리아 빈의 의학자들이 연구한 결과에 따르면 오르가슴은 애착 호르몬 옥시토신의 수치를 높인다. 옥시토신은 골반 기저근의 수축을 돕고 배란을 촉진한다.

갱년기에 에스트로겐 감소로 성욕이 줄었다는 여성들이 많다. 질 건조증 같은 신체적 문제가 원인인 경우도 적지 않다. 그런 문제라면 품질 좋은 윤활제로 해결이 가능하다. 약국에 가면 그런 크림을 파는데, 가능하다면 산부인과 의사에게 문의하여 에스트리올이 들어 있는 크림을 사용할 것을 권한다.

8

갑상선으로 호르몬 조절하기

어느 순간이 되면 난소만 호르몬 생산을 멈추는 것이 아니다. 둘이 약속이라도 한 듯 갑상선까지 휴가 신청서를 내민다.

밤에 땀이 나고 점막이 건조해지는 등 갱년기 증상이 나타나면 먼저 에스트로겐과 프로게스테론의 수치를 확인하는 것이 좋다. 이 두 호르몬의 수치가 정상이라면 그때 갑상선 검사를 하길 권한다. 프로게스테론 부족이 갑상선 신진대사에 부정적인 영향을 미치기는 하지만 갱년기 증상과 갑상선 기능저하 증상이 워낙 비슷해서 헷갈리기 쉽기 때문이다. 실제로도 갱년기 여성의 최고 25퍼센트가 갑상선 기능저하를 앓고 있다고 한다.

에스트로겐과 프로게스테론만 살피고 갑상선을 홀대하면 갑상선 기능저하의 치료 시기를 놓칠 수 있다. 물론 그렇다고 해서 갱년기 증상이 전부 다 갑상선호르몬 탓인 것은 아니다.

갑상선 질환은 많은 신체 기관에 영향을 미친다. 특히 대장과 갑상선은 아주 친밀한 사이여서 갑상선 오작동과 장 점막 문제는 긴밀한 연관성이 있다. 장누수증후군처럼 장벽에 문제가 생기거나 장내세균의 균형이 깨지면 음식으로부터 비타민 B12나 아연, 셀레늄 같은 필수 영양소를 흡수하지 못할 것이고, 당연히 갑상선도 타격을 입을 것이다. 불명확한 증상과 미약한 갑상선 기능장애에서는 지속적으로 대장암 예방에 힘쓰는 것이 유의미할 수 있다는 최신 연구 결과도 나와 있다. 갑상선 기능저하도, 기능항진도 대장암 발생 위험을 살짝 높이는 것 같기 때문이다. 이 연관관계가 실제로 입증된다면 큰 의미가 있을 것이다. 안 그래도 갑상선 기능저하증 환자가 꾸준히 늘고 있으니 말이다.

T3, T4

갑상선호르몬은 우리가 섭취한 양분을 몸에서 에너지로 바꾸어서 신진대사를 촉진한다. 가장 중요한 역할은 T3(트리요오드티로닌)와 T4(티록신)가 담당한다. T4는 비활성 저장 형태로 간과 장 같은 여러 장기에서 활성 T3 형태로 바뀐다. T4는 이른바 호르몬의 원료로서, 최고 90퍼센트까지 갑상선에서 생산된다. T3는 생물학적 효과가 있는 갑상선호르몬으로, 에너지 소비를 높이고 미토콘드리아의 생성을 촉진하며 근육량을 늘린다. 또한 도파민, 세로토닌, 에스트로겐, 테스토스테론, 프로게스테론 등 다른 호르몬의 형성을 지원한다.

미량원소 요오드는 갑상선호르몬 생산의 기본 원료다. 안타깝게도 우리 몸은 요오드를 생산하지 않으므로 음식이나 공기를 통해 외부에서 조달해야 한다. 대기 중 요오드 함량이 낮은 산골 마을에는 요오드 결핍으로 갑상선이 엄청나게 커지는 갑상선종 환자가 많다. 요오드가 모자랄 경우에는 갑상선이 조직이 많으면 호르몬 생산량도 많을 것이라고 착각하여 사력을 다해 조직을 키우기 때문이다.

갑상선호르몬은 아미노산의 하나인 티로신과 한 개 혹은 여러 개의 요오드 분자가 결합하여 만들어진다. 요오드 분자의 숫자에 따라 번호를 매기는데, T3는 요오드 분자가 세 개, T4는 네 개다. 따라서 T4가 활성 T3가 되려면 요오드 분자를 하나 빼야 하고, 그러자면 아연과 셀레늄에 의존하는 효소가 필요하다. 이 사실은 치료법을 결정할 때 매우 중요한 역할을 한다.

T3는 약 60퍼센트가 간에서 바뀌고 20퍼센트는 장에서, 나머지는 갑상선에서 바뀐다. 우리가 장내세균을 잘 보살펴야 하는 또 하나의 이유다.

술과 비타민 결핍, 영양 부족은 T4가 T3로 바뀌지 못하게 방해한다. 스트레스, 금식, 비만, 의약품, 신장과 간 질환, 중금속, 갱년기의 프로게스테론 부족, 노화 자체도 변환을 막는 원인이다.

갑상선

호르몬은 어디서 활성화하나?

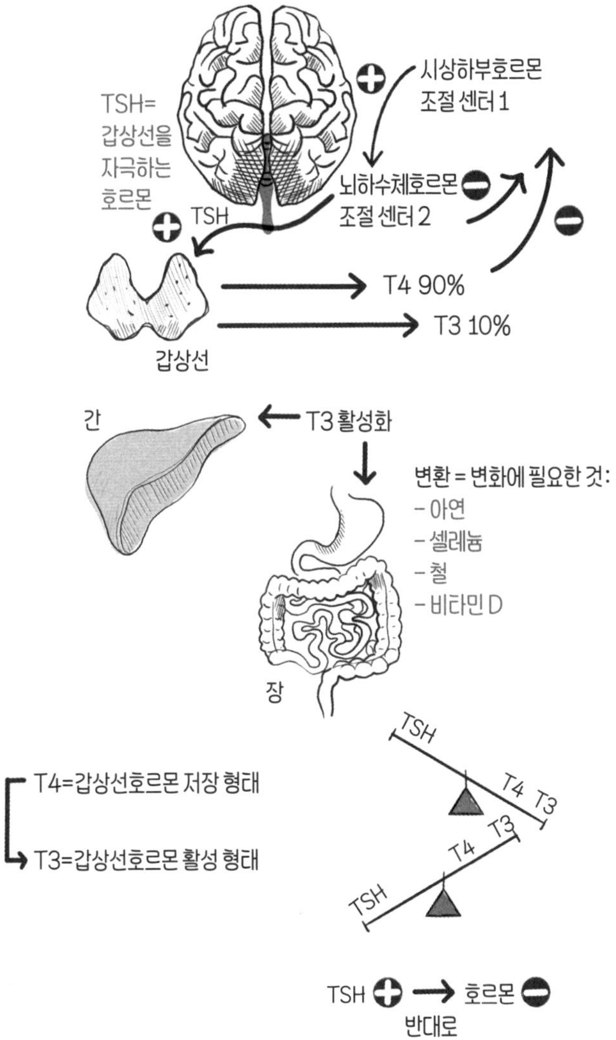

T1, T2, 칼시토닌, 파라토르몬

T3와 T4 이외에도 갑상선은 T1과 T2를 만든다. 그동안 정통 의약 치료법은 T1과 T2에 전혀 관심을 기울이지 않았다. 그런데 최근 들어 T2가 학계의 주목을 받고 있다. 2015년엔 T2가 신진대사, 체온 조절, 체중에 영향을 미친다는 사실이 입증되었다. 추가 연구가 진행 중이므로 갑상선 환자에게 중요한 체중 문제와 관련해서도 아마 조만간 더 자세한 내용을 알 수 있을 것이다.

갑상선의 특수 세포에서는 칼슘 대사에 중요한 작용을 하는 호르몬 칼시토닌이, 부갑상선에서는 그것의 적수인 파라토르몬이 생산된다. 둘 다 뼈 대사에 필수적인 호르몬이다. 칼시토닌은 뼈를 튼튼하게 만든다. 칼슘을 뼈세포로 보내 혈중 칼슘 수치를 낮추고 신장을 통한 칼슘 배출을 촉진한다.

갑상선이 브레이크를 밟을 때

갑상선은 훈수 두기를 즐기는 호르몬이다. 수많은 신체 기능에 끼어들어 말을 보태고, 모든 신체 세포에 작용한다.

갑상선 기능저하의 원인은 약 90퍼센트가 자가면역질환이다. 이것이 만성 염증으로 이어져 갑상선세포가 파괴된다. 그럼 망가진 세포에서 호르몬이 빠져나와 혈액으로 흘러들고, 혈중 호르몬이 과해져 심장이 뛰고 불안하며 심한 경우 공포를 느끼고 식은땀이 흐르며 손발이 떨리고 체중이 준다. 그러다가 조직이 더 많이 파괴되면 다시 기능이 떨어진다. 파괴된 세포에서는 더 이상 호르몬이 생산되지 않을 테니까 말이다. 주 호르몬인 T3가 부족하면 신진대사 저하의 모든 증상이 나타날 수 있다. 아마 가속 페달이 망가져서 핸드 브레이크를 당긴 채 삶을 질주하는 것 같은 기분이 들 것이다.

- 만성 피로, 기력 소진, 의욕 부진, 무력증
- 우울한 기분 또는 우울증
- 체중 감소, 끈질기게 줄지 않는 체중
- 추위를 많이 탄다.
- 탈모, 눈썹 가장자리도 빠진다.
- 관절통, 근육통
- 부종
- 성욕 감퇴
- 불임
- 불안

최근 들어 전염병처럼 숫자가 늘어나는 갑상선 질환이 하시모토 갑상선염이다. 갱년기 여성들이 많이 걸리는 병이므로 이에 대해 조금 더 자세히 알아보기로 하자.

하시모토 갑상선염

하시모토 갑상선염은 자가면역질환이다. 다시 말해 체내 방어 시스템이 방향을 잃어 누가 친구이고 적인지를 구분하지 못해서 자기 조직을 공격하는 것이다. 공격을 당한 갑상선세포들은 염증을 일으키고, 결국 제 기능을 상실한다.

하시모토 갑상선염은 가장 흔한 갑상선 기능저하의 원인이다. 독일의 경우 이 질환의 환자는 400만 명이 넘으며 주로 여성이다.(남성은 1~10퍼센트에 불과하다.) 여성은 열 명 중 한 명꼴로 평생에 한 번 하시모토 병을 앓는 것으로 추정된다. 사춘기, 임신, 갱년기 등 호르몬 변화가 심한 시기에 발병 위험이 높다.

하지만 원인은 다양하고 환경 요인도 무시할 수 없다. 화학 약품과 독성 물질, 만성 감염과 급성 감염, 독감도 원인으로 꼽힌다. 글루텐과 유당불내증, 장누수증후군, 마그네슘·철분·비타민 D 결핍, 항생제 남용으로 인한 장내세균의 불균형도 이 병을 일으킬 수 있다. 물론 스트레스는 만병의 근원인지라, 여기서도 빼놓을 수 없는 유발 요인일 것이다.

자가면역질환이 시작되면 호르몬을 함유한 갑상선세포들이 파괴된다. "이봐, 정신 차려. 적이 아니라 친구란 말이야!" 이렇게 외쳐도 이미 때는 늦었다. 망가진 세포에서 많은 호르몬이 혈관으로 흘러들고, 그렇게 비극의 막이 오른다. 처음엔 항진의 증상들이 두드러질 수 있다. 그러다 파괴된 세포에서 더 이상 나올 것이 없으면 기능저하 증상으로 넘어간다. 하시모토의 경우엔 특수하게도 기능저하 증상과 더불어 실로 온갖 증상이 나타날 수 있다. '갑상선 질환의 카멜레온'이라고 불릴 정도로 증상이 다양하다.

- 목에 이물감이 들거나 목 안팎에 압박감이 느껴진다.
- 특히 얼굴이 붓고 사지가 붓는다.
- 헛기침과 잔기침을 많이 한다.
- 목이 잠긴다.
- 피부가 건조하고 갈라지며 경우에 따라서는 가렵다.
- 손톱과 머리카락이 잘 부서진다.
- 자극에 예민하다.
- 집중력이 떨어진다.
- 구역질이 난다.
- 소화가 잘 안 된다.
- 성욕이 없다.
- 근육통이 있고 전반적으로 몸이 쇠약하다.
- 관절이 뻣뻣하고 붓는다.
- 손목터널증후군
- 신경성 통증(피부에 개미가 기어 다니는 것 같고, 가렵고 화끈거린다.)

하시모토 갑성선염을 뒤늦게 발견하는 이유도 바로 이처럼 다양한 증상이다. 처음엔 탈진이나 우울증, 비만, 탈모 때문에 병원을 찾는 환자들이 많다. 따라서 갱년기 여성이라면 특히 하시모토의 가능성을 항상 염두에 두고 증상을 잘 관찰해야 한다.

갑상선 기능저하의 원인이 실제로 자가면역질환인지 아니면 다른 것인지를 알기 위해서는 포괄적인 검사가 필요하다. 때문에 기능저하인 경우 TSH 수치만 확인할 것이 아니라 T3와 T4는 물론이고 갑상선 항체도 확인해야 한다. 추가로 갑상선 초음파를 실시한다. 초음파는 나이에 상관없이 필요한 검사이지만 특히 임신을 계획 중인 여성의 경우 갑상선 기능저하를 제때 확인할 필요가 있다. 낮은 갑상선호르몬 수치가 정상 월경 주기를 방해하기 때문에 갑상선 기능저하는 불임의 원인이 될 수 있다.

정상 수치여도 안심할 수 없다

작용 물질 L 티록신(T4)은 세계에서 가장 자주 처방되는 약품 중 하나다. 다만 의외로 증상이 개선되지 않는 환자들이 많은데, 또 역설적이게도 검사를 해보면 완전히 괜찮다는 결과가 나온다. "L 티록신을 복용하니 갑상선호르몬이 정상으로 돌아왔습니다. 다 안정적이에요."

수치는 정상이지만 문제는 여전하다. 필요한 효소 부족으로 T4가 활성 형태인 T3로 변환되지 않기 때문이다. 만성 장 질환, 장내 세균 불균형, 셀레늄 결핍, 간장애 등 원인은 다양할 수 있다. 특히 갑상선자극호르몬(TSH) 수치만 보고 치료를 계속할지 여부를 판단한다면 변환장애를 인지하지 못할 가능성이 높다. TSH 수치는 정상 범주일 수 있다. L 티록신을 복용하니 혈관에 T4가 충분할 것이고 상위 호르몬 분비선인 뇌하수체가 다 정상이라고 판단해 TSH를 분비하지 않는 것이다. 당연히 그건 오판이다. 앞서 말했듯 T4는 충분해도 활성 T3가 부족하기 때문이다.

좋은 처방의 비밀

증상은 개선되지 않는데 환자도 의사도 L 티록신의 용량만 자꾸 높인다. 당연히 도움이 안 된다. 앞서도 말했듯 변환이 안 되기 때문에 아무리 밀어 넣어도 소용이 없다.

T4 스스로는 아무런 작용을 못 하지만 예외가 하나 있다. 심장에서는 수용체들이 T4에 매우 잘 반응한다. 그런데 이게 항상 좋지만은 않다. 갑상선 기능저하에서 L 티록신만 처방하는 경우 빈맥, 기외수축, 협심증 같은 심장 문제가 발생할 수 있기 때문이다.

갑상선 검사를 받을 때는 그사이 평가 수치가 달라졌다는 사실을 명심해야 한다. 예전에는 TSH 상한선이 4.5~5mU/l였다. 수치가 8mU/l면 기능저하로 보고 L 티록신 처방을 받았다. L 티록신을 복용해 수치가 5mU/l로 떨어지면 복용량을 줄일 수 있다고 생각했다. 요즘은 2mU/l를 최적으로 본다. 4mU/l에도 부작용이 심각한 여성들이 많기 때문이다.

그러니 몸 상태는 무시하고 수치만 들이밀며 아무 이상이 없다고 말하는 건 잘못이다. 중요한 건 종이에 적힌 숫자가 아니라 우리 몸으로 느끼는 건강이니까 말이다.

T3 보충 치료

곧바로 T3 제제를 추가하는 방법이 최선이겠지만, 그것이 또 항상 간단하지는 않은 데다 적잖은 인내심을 요한다. 게다가 많은 의사들이 아직 T3 치료 가능성을 모르고 있거나 알더라도 처방에 매우 소극적이다. 이유가 있다. 30년 전, 건강한 사람들에게 인위적으로 기초대사량을 높여 신진대사를 촉진하기 위해 T3를 처방했다. 그렇게 하면 살이 쑥 빠지리라고 여겼던 것이다. 하지만 T3를 복용했더니 건강한 사람들의 갑상선 수치가 심하게 높아졌다. 심장리듬 장애와 열같이 심각한 문제가 발생하자 T3의 평판이 악화되었다. 참 안타까운 일이 아닐 수 없다. 갑상선호르몬이 부족할 경우에 경험 많은 치료사가 T3를 적절하게 처방한다면 정말이지 큰 효과를 볼 수 있기 때문이다.

리버스 T3(rT3)

T3의 앞길을 방해하는 것이 또 하나 있다. T3와 반대되는 성질을 가진 쌍둥이인 rT3다. 이것이 T3 같은 수용체와 결합하여 T3의 작용을 방해할 수 있다. 따라서 특히 갑상선질환 치료가 잘 듣지 않

을 때는 rT3 수치도 검사해볼 필요가 있다. rT3의 수치가 정상 T3 수치보다 높으면 피곤하고 지치는 등 기능저하의 모든 증상이 더 심화된다.

술과 담배를 끊고 간 해독을 하고 스트레스를 줄이며 T3과 T4 복합제제를 복용하면 rT3 수치가 떨어진다.

자연 동일 갑상선호르몬

합성 갑상선호르몬이 도입되기 전까지는 소나 돼지의 갑상선 추출물을 치료에 사용했다. 그러니까 이 자연 동일 호르몬은 20세기 초반부터 쓰여 역사가 매우 길다. 돼지 갑상선 조직은 인간의 것과 매우 유사하며 T4와 T3는 물론이고 T1과 T2, 갑상선 구성 요소와 효소도 갖고 있다.

예전에는 생산 주기에 따라 호르몬 함량이 달라지는 경우가 있었다. 젊은 돼지의 추출물이 늙은 돼지의 것보다 농도가 더 진했던 것이다. 지금도 소의 추출물에서는 일부 그런 문제가 남아 있지만 근본적으로는 믿고 복용해도 된다.

순수 합성제제가 안 듣는 환자들이 이 동물성 갑상선 추출물을 먹고서 호전되는 경우가 많다. 특히 합성 L 티록신을 복용한 후 효과가 없었던 환자들에게 이 방법이 유익할 수 있다.

복용 시간이 중요하다

갑상선 약은 먹는 시간에 유의해야 한다. 특정 식품이나 다른 약품과 작용해 효과가 급감할 수 있기 때문이다. 아침 식사를 하기 최소 30분 전에 복용하는 것이 좋고, 다른 약과 같이 먹어서는 안 된다. 칼슘이 풍부한 우유, 유제품은 물론이고 오렌지주스, 철분 제제, 커피는 피해야 한다. 콜레스테롤 강하제, 프로톤 펌프 억제제, 산 분비 억제제도 금지다.

글루텐을 먹지 않아야 하고, 철, 요오드, 셀레늄, 비타민 B, C, D, E가 부족할 경우엔 미리미리 채워주어야 한다.

거듭 말하건대 하시모토는 자가면역질환이다. 따라서 갑상선뿐 아니라 온몸에 영향을 미친다. 당연히 치료도 면역 체계 강화를 목표로 삼아야 한다. 스트레스를 줄이고 간 해독에 힘써야 하며 프로게스테론 수치의 안정에도 노력을 기울여야 한다.

갑상선 도우미들

요오드

요오드 소금에 대해서는 의견이 분분하지만 하시모토 갑상선염의 경우 굳이 먹지 말아야 할 이유가 없다고 생각한다. 물론 사전에 의사와 상담을 하는 것이 좋겠고, 자기 몸의 반응에 항상 유의해야 한다. 대기 중 요오드 함량이 높은 바닷가에 가면 에너지가 솟구치는 환자가 있는가 하면, 해조류를 많이 먹으면 항진 증상을 호소하는 환자들도 있으니 말이다.

아연

아연은 300가지 이상의 대사 과정에 참여하는 미량원소다. T3의 활성화에 참여하기 때문에 갑상선 기능에도 꼭 필요하다. 술을 습관적으로 마시면 아연이 모자라 면역 체계가 약해진다. 손톱이 잘 부러지고 머리카락이 빠지며 심하면 불임이 될 수도 있다. 캐슈너트, 아몬드, 어패류, 해바라기 씨, 호박 씨 등에 많이 들어 있다. 하루 권장량은 15~25mg이다.

셀레늄

셀레늄은 TPO 항체의 양을 줄이는데, 그것이 갑상선 효소의 기능과 활성 호르몬으로의 전환에 매우 중요하다. 셀레늄은 일반적으로 항염증 성질이 있고 면역 체계를 강화한다.

비타민

비타민 B 복합제제, 비타민 C와 D는 면역 체계를 돕는다. 갱년기 여성에게 미치는 비타민 D의 중요성에 대해서는 앞에서도 누누이 강조했다.

철분

철분은 갑상선호르몬 생산과 효소의 작용에 필수적이다. 철분이 심하게 부족하면 갑상선 기능저하를 일으킬 수도 있다.

비만은 적이다

갑상선은 에너지 공급원이다. 기능저하는 살이 좀처럼 빠지지 않는 비만을 동반하기 쉬운데, 살이 쪄서 조직이 늘어나면 에너지 공급량도 늘어난다. 방이 네 개인 큰 집이 방이 두 개뿐인 작은 집보다 에너지를 많이 쓰는 것이 당연하지 않겠는가. 그러니 살이 찌지 않도록 노력해야 한다.

하시모토와 글루텐

하시모토 환자 대부분이 글루텐 불내증을 앓는다. 글루텐에 예민하거나 글루텐 저항에 시달리는 것이다. 실제로 글루텐 항체가 실수로 비슷한 조직의 갑상선 조직을 공격할 수 있다. 글루텐 불내증은 유전적 소인으로, 밀, 호밀, 보리같이 글루텐이 들어 있는 식품이 소장에서 면역 반응을 일으켜 점막 염증을 불러온다. 설사를 동반하는 복통, 체중 감소, 비타민 부족, 피로, 빈혈, 골다공증, 관절통이 일어날 수 있다.

빵이나 면을 먹을 때마다 배탈이 난다면 글루텐을 끊어보자. 2~4주간 완전히 끊고 상태가 호전되는지 지켜보자.

하시모토 갑상선염의 치료 계획

- T3가 들었거나 들지 않은 L 티록신 혹은 자연 갑상선 추출물을 아침 식사 30분 전 공복에 복용한다.
- 셀레늄 200 mg
- 아연 25 mg
- 비타민 B 복합제제
- 철분 수치가 낮다면 철분제 (갑상선 약을 먹기 전 최소 4시간 간격을 두고 복용할 것. 비타민 C와 함께 식후에 복용하면 가장 좋다.)
- 비타민 D 2000~3000 I.E (검사를 통해 수치를 확인하고 복용량을 결정할 것)
- 마그네슘 200~400mg
- 요오드 결핍 여부를 반드시 확인할 것
- 장 건강을 위해 프로바이오틱스

마지막으로 무엇보다 스트레스를 피해야 한다. 높은 코르티솔 수치는 프로게스테론 수용체를 가로막는다. 그럼 프로게스테론이 우리 몸에 휴식을 전해줄 수가 없다. 몸은 계속 달릴 것이고, 그렇게 되면 갑상선은 몸에 에너지가 충분하다고 착각해 호르몬 생산을 중단할 것이다.

9

부신과 간, 스트레스 해소로 호르몬 조절하기

앞에서도 말했듯 스트레스를 받으면 코르티솔이 분비된다. 그것이 위험한 상황에서 우리 몸을 가동시켜 언제라도 행동에 돌입하거나 달려 도망칠 수 있게 만든다. 하지만 현대인은 너무 많은 스트레스에 장시간 노출된다. 스트레스가 만성화되면 과도하게 분비된 코르티솔이 온갖 문제를 일으킬 수 있다. 뿐만 아니라 코르티솔을 생산하는 부신이 너무 힘에 부쳐서 결국 백기를 들고 투항을 한다. 이런 상태를 두고 부신기능부전(부신피질기능저하증)이라고 부른다.

부신기능부전

부신기능부전은 만성피로증후군으로 이어질 수 있고 면역 체계를 약화시킬 수 있다. 또 감염병이 잦아지고 자가면역질환이 발생하며 다른 질환이 만성화될 수 있다. 심혈관 질환, 비만, 당뇨병, 등 통증, 뇌기능장애와 다른 호르몬 수치의 불균형 역시 스트레스가 원인일 수 있다. 따라서 부신기능부전을 제때에 확인한다면 번아웃이나 다른 심각한 스트레스성 질환을 미연에 방지할 수 있을 것이다.

설문지: 당신의 스트레스 호르몬 레벨은 어느 정도인가?

다음 항목 가운데 여덟 개 이상에 해당하면 부신기능부전의 가능성이 있다.

신체적으로 볼 때

- 건강상의 이유로, 자가면역질환, 천식 등으로 인해 장기간 스테로이드제(코르티손)를 복용했다.
- 류머티즘, 하시모토, 천식, 관절염, 골다공증 같은 만성 질환을 앓고 있다.
- 최근 들어 알레르기, 천식 발작 혹은 감염병이 더 심해졌다.
- 계속 단것이 당기거나 배가 고프다.
- 아무 이유도 없는데 심장이 뛰거나 혈압이 치솟는다.
- 습진 같은 피부병을 앓고 피부가 얇아졌다.

- 배가 나온다.
- 혈당 수치가 불안정하다.
- 인슐린 저항증이다.
- 위장장애가 있고 속이 쓰리다.
- 월경 주기가 불규칙해졌다.
- 추위를 많이 탄다.
- 입술, 유두, 질 안쪽 피부가 거무스름하게 변했다.
- 어깨, 목, 얼굴에 갈색 반점이 생겼다.
- 근육 무력증이 있다.
- 아침에 눈꺼풀이 붓고 저녁에는 손목·발목 관절이 붓는다.
- 아침이나 밤에 불안하고 심장이 두근거리는데 그 이유가 1~4시 사이에 자주 악몽을 꾸기 때문이다.

심리적으로 볼 때

- 최근 스트레스를 심하게 받는 일이 있었다.(이혼, 사별, 이사, 이직, 간병, 직장 내 갈등, 실직 등.) 그로 인해 탈진 직전까지 갔다. "이제 더는 못 하겠어!" 하고 외치고 싶을 정도였다.
- 직장에서 나는 더 이상 생산적이고 능력 있는 인재가 아니다.
- 집중력이 줄었고 단어가 떠오르지 않는다.
- 아무것도 아닌 일에 버럭 화를 내거나 짜증을 부리고 쉽게 신경이 곤두선다.
- 정서적으로 불안하고 자주 눈물이 난다.

- 하루 종일 이 일 저 일에 치여 허덕인다.
- 불안하고 근심 걱정이 떠나지 않는다.
- 친구와의 관계는 물론이고 모든 인간관계에서 문제가 발생한다. 최근에는 자꾸 싸우게 된다.
- 쉬려고 해도 잘 되지 않는다.
- 누울 자리만 보인다.
- 소리에 예민해졌다.
- 성욕이 감퇴했다.
- 의욕이 없고 희망도 없고 절망적이며 기운이 없다.
- 만사가 다 부담스럽고 시들하다.

부신기능부전일 때 나타나는 전형적인 바이오리듬과 식습관

아침 7~9시 사이에는 정말이지 자리에서 일어나고 싶지가 않고 아침에는 전반적으로 상태가 좋지 않다. 10시는 되어야 정신이 드는데 그러기까지 이미 커피를 최소 두 잔은 마셨다.

대개 오후 3시 무렵이면 에너지가 바닥이 나서 다시 커피를 들이붓지 않으면 도저히 남은 오후 시간을 버틸 수가 없다. 저녁 9시쯤 되면 금방이라도 눈꺼풀이 감길 정도로 너무너무 피곤하다. 하지만 자칫 수면 시간을 놓치면 밤 11시 무렵부터 몸은 피곤해 죽을 것 같은데 정신은 말똥말똥하다. 따라서 자려고 누워도 잠이 쉬이 오지 않아 계속 몸을 뒤척이게 된다. 이럴 때는 책을 보는 게 좋다. 스마

트폰이나 TV를 보게 되면 빛으로 인해 수면 호르몬 멜라토닌이 억압되어 한밤중인데도 몸이 일어날 시간이라고 착각을 한다.

어떤 형태건 굶는 건 너무 힘들다. 간헐적 단식도 견디기 힘들다. 단것이 자꾸 당기고 과당 때문에 과일이 먹고 싶다. 스트레스가 심할 때는 불규칙적으로 먹게 되고 치즈, 고기, 요거트를 찾는다. 음식에 소금을 다시 칠 때가 많고, 술과 담배, 다른 자극적인 음식이 자꾸 당긴다. 거의 매일 커피와 콜라를 엄청나게 마셔댄다.

치료 방안

자기 전에 요거트 한 개

일반적으로는 늦은 시간에는 식사나 주전부리를 피하는 것이 좋지만 부신기능부전 환자의 경우 잠자기 직전에 요거트 한 개 정도는 유익할 수 있다. 한밤중에 깨는 걸 막아주기 때문이다. 식사는 오후 6시 전에 하는 것이 좋다. 식이심유를 많이 먹어야 한다. 정제 탄수화물은 혈당을 급속히 올렸다가 다시 내리므로 밤에 배가 고파 깰 수 있다.

과당도 너무 많이 먹으면 안 좋다

특히 아침에 과일을 너무 많이 먹지 말자. 과당으로 인해 혈당이 급격히 올라간다. 인슐린 수치가 솟구쳐서 혈관의 당을 청소해버리면 저혈당이 올 수 있다. 그래서 식사 후에 기운이 빠지는 것 같은 기분이 들 수 있다.

소금 한 꼬집

부신기능부전 환자는 혈압이 낮은 경우가 많다. 따라서 소금을 너무 조심할 필요는 없다. 히말라야 소금이나 바이오 소금, 해조류 식품은 유익한 염분 공급원이다. 올리브, 해조류, 시금치, 셀러리, 주키니 호박은 원래부터 염분이 풍부하다.

비타민과 미네랄

비타민과 미네랄이 풍부한 음식을 먹자. 이런 영양소가 없으면 몸이 쉽게 피로를 느낀다. 채식을 오래 했을 경우엔 비타민 B12가 부족하기 쉽다.

섹스

섹스는 수면을 돕고 스트레스를 해소한다. 오르가슴은 긴장을 풀고 온몸을 옥시토신으로 적셔준다.

충분한 수면

아이들에게는 잠을 많이 자야 한다고 외치면서 정작 우리 어른들은 잠을 안 잔다. 지쳤다는 느낌이 들면 무조건 자는 게 최고다. 하루 네 시간만 자며 열정을 불태우는 사람은 결코 인생 모델이 아니다. 남들보다 빨리 늙고 병에 더 잘 걸릴 뿐이다.

밤에 잠을 자야 우리 몸의 세포들이 수선 작업에 들어간다. 부신세포도 마찬가지다. 자고로 잠이 보약이라고 했다.

늦잠꾸러기 환영

출근을 하거나 다른 일정이 있어 꼭 일어나야 하는 경우가 아니라면 부신기능부전 환자는 9시까지 일어나지 말자. 주중에 불가능하다면 주말이라도 푹 자야 한다. 보통 사람들은 이 시간이면 코르티솔 수치가 최고조에 이른다. 하지만 오랜 시간 몸에게 높은 코르티솔 수치를 요구할 경우 부신이 파업을 해서 이 시간이 되어도 호르몬을 많이 생산하지 않는다. 그 결과 아침에 눈을 떠도 정신이 들지 않는다. 부신이, 더 정확히 말해 온몸이 정반대를, 더 많은 스트레스 대신 휴식을 필요로 하는 것이다. 일어나기가 힘들면 그냥 누워 있어라. 양심의 가책을 느낄 이유가 없다. 이런 경우엔 의사들도 9시까지 자라고 권한다.

섭취하면 도움이 되는 것들

아답토젠은 우리 몸이 스트레스에 저항하도록 도와주는 식물성 물질이다. 한마디로 몸의 저항력을 높여준다. 캡슐 형태와 알약 형태로도 판매되며 차로도 살 수 있다. 부작용이 적고 보통 매일 복용해도 좋지만 혹시 모르니 설명서를 꼼꼼히 읽어보는 것이 좋다.

홍경천(로디올라 로세아)은 아주 추운 고장에서 자라는 식물이다. 코르티솔 분비를 줄여 스트레스 저항력을 키우는 효과는 이미 과학적으로도 입증된 바 있다. 뿐만 아니라 피부 노화를 방지해 주름 생성을 막는다.

가시오가피는 중국 한방 의학에서 사용하는 식물 뿌리다. 능률을 높이고 스트레스 저항력을 키우며 신진대사를 활성화한다. 또한 불안을 해소하고 우울증을 예방하며 수면을 촉진하고 혈당을 정상화한다. 세로토닌과 도파민의 생산을 촉진해 행복감을 선사한다.

비타민 C는 세포의 폐기물로 면역 체계를 약화시키는 활성산소를 잡는다. 또 호르몬 형성과 대장의 철분 흡수를 도우며, 암을 유발하는 질소 화합물(니트로사민) 제어에 참여한다.

표고버섯은 스트레스를 막고 면역 체계를 강화하며 장내세균을 키우고 혈중 지방 정상화에 도움을 준다.

아슈와간다는 마음을 안정시키고 균형 작용을 한다. 천연 수면제인 셈이다.

생강은 혈압과 심박수를 안정시키고 소화를 촉진한다.

은행잎 추출물이 뇌혈관의 혈액순환을 촉진한다는 사실은 이미 널리 알려져 있다. 또한 세포를 활성산소로부터 보호한다고 한다.

부신 추출물

부신 추출물은 호르몬 생산의 전 단계와 원료를 제공하며, 때에 따라서는 부신 기능의 회복에 중요한 소량의 호르몬 자체를 제공하기도 한다. 그러니까 스스로 돕는 자를 돕자는 원리에 바탕을 둔 치료법인 셈이다.

독감처럼 심한 질병을 앓고 난 후 부신이 망가지는 건 질병 자체도 원인이겠지만 부신의 탈진도 큰 역할을 한다. 요즘은 합성 글루코코르티코이드가 제조되지만 과거엔 이럴 때 소의 부신에서 추출한 성분이 환자들에게 큰 도움을 주었다. 자연 추출물은 효과가 빠르다는 장점이 있다. 처방전 없이 약국에서 구입할 수 있으므로 한번 먹어보고 싶다면 의사와 상담하여 결정하면 되겠다.

카페인을 줄이자

카페인이 든 커피와 콜라, 홍차는 되도록 마시지 말길 권한다. 카페라테 한 잔이 주는 즐거움이 얼마나 큰지 알지만, 그럼에도 스트레스가 심할 때는 왜 커피가 에너지를 주기는커녕 도로 뺏는지에 대해 지적하지 않고 넘어갈 수가 없다.

커피는 뇌졸중과 알츠하이머를 예방하고 간을 보호하는 성질을 지녔다고 한다. 그러니까 상당히 괜찮은 음료인 건 맞다. 하지만 스트레스가 심한 시기엔 오히려 상태를 악화시킨다. 하루에 네댓 잔을 넘어가면 독이 될 수 있고 수면 리듬을 엉망으로 만든다. 뿐만 아니라 처음에는 코르티솔 수치를, 다음으로 인슐린 수치를 높인다. 그 결과 지방 저장을 촉진하고 생체시계를 뒤죽박죽으로 만들어 호르몬 균형을 망가뜨린다. 스트레스-과도한 피로-신경과민-수면장애-피로-커피…… 이런 악순환의 구덩이로 빠져드는 것이다.

카페인은 신체 시스템을 안정시키는 통제 시스템을 방해한다. 부신기능부전 환자의 경우 커피를 마시면 갑자기 피로감이 엄습할 수 있다. 정말로 에너지가 다 빠져나간 듯이 대사 촉진에 필요한 단 것이 엄청나게 당길 수 있다.

자신이 하루에 얼마나 커피를 마시는지 세어보자. 카페라테, 카푸치노, 사이사이 들이켜는 에스프레소 두세 잔, 달콤한 디저트에 곁들인 아메리카노까지 다 헤아려봐야 한다. 카페인은 도파민 대사를 상승시키기 때문에 중독성이 있다.

카페인을 뺀 디카페인 커피도 완벽한 해결책은 아니다. 산이 있어서 혈당, 코르티솔, 교감신경계의 활동에 영향을 미친다.

부신기능부전의 경우 커피는 하루 최대 한두 잔으로 줄여야 한다. 처음엔 카페인 부족으로 두통이 올 수 있지만 이럴 땐 물이나 허브차 2리터가 기적을 불러올 수 있다. 하루에 최대 400mg의 마그네슘 알약을 두 알 먹는 것도 큰 도움이 된다. 그럼에도 '나는 죽었으면 죽었지 커피는 절대 못 끊겠다'고 한다면, 적어도 오후에는 커피를 마시지 않도록 노력하자. 저녁 무렵에는 안정을 찾아 잠이 잘 올 것이다. 대신 오전에 마시는 한두 잔의 커피를 한껏 즐기면 된다. 오후에는 커피 대신 차나 탄산수를 마시자. 갱년기에는, 특히 부신기능부전일 때는 한동안 커피를 완전히 끊을 필요가 있다. 그래야만 커피의 효과를 몸으로 체감할 수 있다. 커피를 안 마셨더니 훨씬 마음이 편안하고 열감도 사라지고 잠도 잘 잔다면 과연 카페인이 왜 필요한지 고민해봐야 할 것이다. 정신을 차리려고? 두통 때문에?

즐기려고? 인간관계 때문에? 이유를 파악하고 나면 마시는 양을 줄이기도 더 쉬울 것이다.

부신기능부전 치료를 위한 하루 계획

- 매일 비타민 C 1000mg
- 매일 비타민 B 복합제제 1회
- 매일 구연산 마그네슘 2×300mg(변이 묽어질 경우 1×300mg로 줄인다. 마그네슘은 배설 작용을 한다.)
- 매일 오메가3 지방산 2×1000mg
- 인삼
- 매일 아슈와간다 200mg
- 매일 리코리스(민감초 뿌리) 추출물 200mg

번아웃이 왔거나 부신이 완전히 탈진했을 때는 코르티솔을 직접 사용하면 증상이 빠르게 사라진다. 하지만 이때엔 천연 히드로코르티손을 사용해야 한다. 천식, 류머티즘, 작동이 과한 면역 체계를 억제해야 하는 다른 질환의 경우엔 더 효과가 강력한 코르티코이드를 사용할 때도 있지만 부신기능부전일 때는 그렇지 않다.

DHEA 프로게스테론: 남성의 경우 부신기능부전일 때 DHEA

를 약으로 사용한다. 여성은 DHEA 수위를 간접적으로 높이는 프로게스테론을 사용하는 편이 더 낫다.

균형: 몸과 마음의 균형도 중요하지만 생화학적 차원의 균형도 필요하다. 세포의 생성과 분해 과정이 엉망진창이 되어서는 안 된다는 뜻이다. 일할 때 일하고 쉴 때 쉬며, 영양가 높은 음식을 먹고 규칙적으로 식사하며 밤낮 리듬을 잘 지켜야 한다. 밤낮 없이 몸을 혹사하면 몸이 견뎌낼 수가 없다.

시간생물학, 잠이 보약

현대인은 잠을 빼앗긴 사람들이다. 직장인의 경우 일주일에 최소 3~4일은 잠을 푹 자지 못한다는 조사도 있다. 갱년기 여성들은 열 명에 한 명꼴로 수면 문제를 겪는다.

따라서 스트레스 관리도 중요하지만 수면 호르몬 멜라토닌도 잘 관리를 해야 한다.

멜라토닌의 역할

멜라토닌은 어둠이 깔리면 간뇌에 있는 작은 분비선인 송과체와 눈의 망막, 장에서 분비되는 호르몬이다. 몸의 야간조로서 우리를 꿈나라로 인도한다. 어둠은 멜라토닌 분비의 신호탄이어서 밤이 되면 멜라토닌 분비량이 낮보다 최고 열두 배까지 늘어난다. 당연히 빛이 환하면 분비가 억제될 것이고 정신도 말똥말똥해질 것이다.

잠자리에 누워서 태블릿이나 스마트폰을 들여다보지 말아야 할 이유가 바로 그것이다. 빛이 환하면 송과체가 헷갈려서 기상 시간으로 착각해 멜라토닌 분비를 멈춘다. 특히 파장이 480나노미터인 블루라이트는 카페인 못지않은 각성 효과가 있다. 태블릿의 화면이 하얘서 우리는 잘 못 느끼지만 거기서 나오는 빛이 블루라이트다. 모니터 앞에 두 시간만 앉아 있어도 멜라토닌 분비가 5분의 1 줄어든다고 한다. 잠이 안 오는 것이 당연하지 않겠는가! 다행히 요즘은 블루라이트 차단 필터처럼 빛을 차단할 수 있는 방법들이 많이 활용되고 있다.

멜라토닌 수용체는 심장, 신장, 면역세포, 간(멜라토닌이 해체되는 장소이기도 하다), 비장, 뇌혈관, 망막에 분포되어 있다. 멜라토닌은 체온을 낮추기도 한다. 그렇게 우리 몸에게 이제 그만 자야 한다는 메시지를 전하는 것이다. 연구 결과를 보면 멜라토닌은 다른 호르몬에도 영향을 미치며 항염증 작용을 하고 세포 재생을 자극한다. 또 간에서 해체될 때는 중간 생산물이 나오는데 그것이 활성산소를 막아준다.

마흔 무렵이 되면 멜라토닌 생산량이 젊은 시절의 60퍼센트로 줄기 때문에 수면장애를 겪기 쉽다. 그런 데다 술, 커피, 스트레스, 호르몬 변화, 심한 체온 변화까지 겹치면 생체 리듬이 크게 흔들릴 수 있다. 더구나 사람마다 자신만의 생체 리듬이 있어서 어떤 사람은 아침에 벌떡 일어나지만 또 어떤 사람은 밤이 되면 에너지가 샘솟는다.

아침형인가 저녁형인가

연구 결과를 보면 인간의 생체 리듬은 대부분 두 가지로 나눌 수 있다고 한다. 아침에 에너지가 넘치는 아침형 인간과 해가 지면 힘이 솟는 저녁형 인간으로 말이다. 특히 사춘기 아이들은 밤낮을 뒤바꿔 사는 경우가 많다. 아이를 학교에 보내기 위해 아침마다 전쟁을 치른 경험이 있는 부모라면 연구 결과가 없어도 너무나 잘 알 것이다.

생체 리듬은 나이에 따라 달라진다. 그것 역시 부모라면 아주 잘 알 것이다. 부모가 한창 잠에 빠져 있는 아침 5~6시에 세 살배기 딸은 여지없이 놀아달라며 엄마 아빠를 깨우고 울음을 터트린다.

특히 호르몬이 바뀌는 시기에는 장애 요인에 더 취약하다. 잠이 부족하면 집중력, 포만감, 대사 과정, 능률, 에너지가 떨어지고 아무것도 아닌 일에도 신경이 곤두선다. 이런 시기일수록 더욱 잠에 신경을 써야 하는 이유다.

잠을 잘 자는 비결

- 자신의 생체시계를 잘 파악하자.
- 낮 시간을 어떻게 보내느냐에 따라 수면의 질이 결정된다. 하루 종일 쉬지 않고 허덕였다면 잠이 들기도 힘들다.
- 낮에는 기회 있을 때마다 무조건 야외로 나가라. 햇빛은 비타민 D 생산에도 필요하지만 멜라토닌을 억제하여 정신을 또렷하게 만든다.
- 동서양을 막론하고 세계 모든 문화는 자정 전에 자라고 가르친다.
- 침실은 서늘하고 어둡고 조용해야 한다.
- 전자 기기는 침실에서 치워라. 침대 말에 휴대전화를 둘 때는 전원을 끄는 것이 좋고, 그럴 수 없다면 비행 모드로 돌린다.
- 잠자기 전에는 디지털 기기를 사용하지 말 것. 어쩔 수 없다면 블루라이트 차단 필터를 써라. '황색' 빛에는 송과체가 덜 반응한다.
- 자기 전에 공포 영화나 스릴러를 보지 마라. 흥분해서 잠이 오지 않는다.
- 자기 전에 이메일을 체크하지 마라. 계속 그에 관련된 생각을 하게 된다.
- 코르티솔 수치는 기상 후 두 시간까지 최고로 치솟아 힘차게 하루를 시작하도록 돕는다. 코르티솔은 격한 운동을 해도 분비되며 그 흥분 효과는 몇 시간 지속된다. 따라서 운동은 저녁 7시 전에 마치는 것이 좋다. 꼭 운동이 하고 싶다면 시스템을 안정시키는 가벼운 요가를 권한다.
- 저녁 식사를 너무 많이 하거나 늦은 시간에 하면 수면의 질이 떨어진다. 특히 인슐린 분비를 촉진하는 지방, 흰 설탕, 탄수화물을 피해야 이후의 저혈당을 예방할 수 있다. 혈당이 떨어지면 한밤중에 배가 고파서 깰 수 있다.

- 카페인은 멜라토닌 수치를 낮추어 잠이 들지 못하게 한다. 밤에는 커피나 콜라 대신 허브차를 마시자.
- 체온이 떨어지면 자다가 깰 수 있다. 난방 기기나 울 양말로 체온 저하를 막자.
- 따뜻한 우유에 꿀을 타서 마시면 잠이 잘 온다고 한다. 우유에는 멜라토닌과 트립토판이 들어 있기 때문이다. 물론 양은 매우 적지만 오래전부터 사용해온 방법이니 한번 시도해볼 만은 하다. 마살라 차이나 골든밀크(강황라테)도 불면증에 효과가 있다고 한다.

수면제

수면제를 의사와 상의 없이 마음대로 먹어서는 절대로 안 된다. 밤에 잠이 오지 않는 의학적·심리적 이유는 수없이 많다. 가령 수면장애는 우울증의 조짐일 수도 있다.

멜라토닌을 의약품으로 사용하는 나라들이 적지 않다. 미국에선 처방이 필요하지 않지만 독일에선 반드시 의사의 처방이 있어야 하며 1차적 수면장애(다른 질환의 부수 현상이 아닌 수면장애)의 단기 치료용으로만 허용된다. 따라서 인터넷에서 함부로 멜라토닌을 구매해 복용하면 안 된다. 장기간 사용 결과에 대한 연구 결과가 아직 나와 있지 않은 상태이기 때문이다.

신경안정제 벤조디아제핀은 중독성이 심하기 때문에 의사와 상담하여 급성 수면장애에서 단기간만 사용할 수 있다. 수면 촉진 작용을 하는 저용량의 항우울제 역시 마찬가지다.

생물 동일 프로게스테론도 안정 작용을 한다. 따라서 호르몬 대체요법 차원에서 저녁에 프로게스테론을 복용하는 것은 의미가 있다.

허브 중에서도 안정 작용 혹은 수면 촉진 작용을 하는 것들이 많다. 쥐오줌풀(발드리안), 홉, 라벤더, 시계꽃(패션 플라워), 전동싸리(Melilotus officinalis)가 대표적이다. 이러한 허브를 차나 오일, 추출액(팅크제) 등으로 만들어 사용하면 좋다.

간 해독하기

만성 스트레스로 괴로운 장기는 부신만이 아니다. 간도 스트레스에 취약하다. 호르몬이 변하는 갱년기에는 특히 간의 도움이 절실한데 말이다.

간은 신체의 해독 센터다. 따라서 날마다 정말로 많은 쓰레기를 치우고 청소한다. 간은 몸으로 들어온 모든 물질을 시험해보고 분해한다. 또 병원균과 독소를 해독하고, 특히 에스트로겐, 프로게스테론, 갑상선호르몬 같은 대부분의 호르몬을 분해한다.

이 많은 일을 하자니 간은 한시도 쉴 틈이 없다. 하루 24시간 내내 바삐 움직여야 한다. 운동 부족으로 인한 혈액순환장애, 기름지고 설탕이 많이 들어간 음식, 잦은 음주는 간 질환(지방간, 간경변, 간

섬유화, 간경화 등)의 대표적인 원인이다. 간은 힘들어도 통증으로 호소하지 않기 때문에 늦게야 병이 발견되는 경우가 많다.

따라서 간을 보호하고 주기적으로 해독할 필요가 있다. 그렇게 하는 것이 간접적으로 부신이나 갑상선 같은 호르몬 분비선에도 도움이 된다. 해독의 날을 정해 술, 설탕, 지방을 먹지 않는다면 간이 무척 고마워할 것이다. 그런 날에는 최소 2ℓ의 무설탕 녹차를 마시면 좋다. 아티초크, 엉겅퀴(밀크시슬) 같은 천연 쓴맛 물질을 많이 먹는 것도 간에 도움이 된다.

간 찜질법

잠자기 전에 간을 찜질해 혈액순환을 촉진하고 간의 독을 풀어보자. 7일 이상 매일 하는 것이 좋다. 뜨거운 물에 적신 수건으로 오른쪽 늑골궁을 감싼 후 똑바로 누워 그 위에 따끈한 물주머니를 올려놓는다. 그 수건과 물주머니를 다른 수건으로 꽉 잡아맨 후 30분 동안 그대로 둔다. 서양톱풀(아킬레아) 우린 물을 수건에 적셔서 사용하면 효과가 더 좋다. 서양톱풀은 소화기관을 자극한다.

찜질을 하는 동안 느긋하게 누워 책을 읽거나 영화를 보면 몸도 마음도 쉬어가는 유익한 시간이 될 것이다.

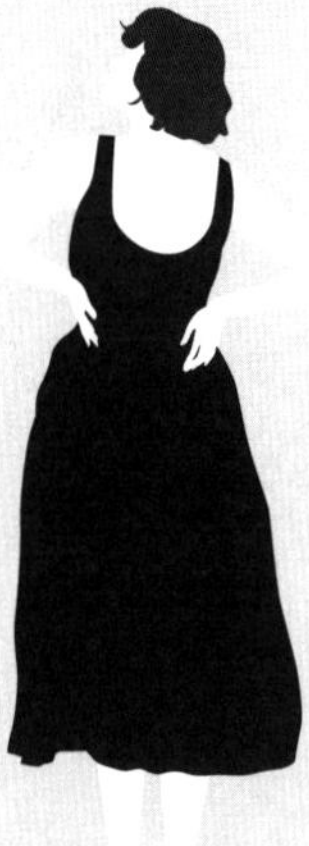

4부

외부의 호르몬 조작

MIDLIFE Care

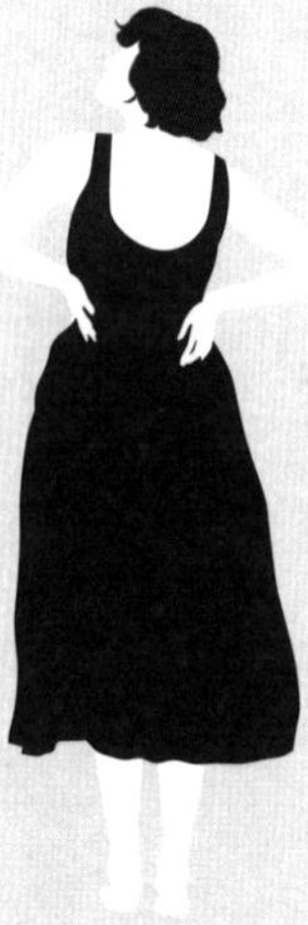

1

내분비계 교란 물질

지금까지 우리는 호르몬이 우리 몸을 어떻게 조절하며, 어떻게 해야 호르몬을 이용해 건강을 지킬 수 있을지에 대해 알아보았다. 이제는 몰래 '바깥에서' 우리의 호르몬 체계를 괴롭히는 놈들에 대해 알아볼 시간이다. 식품 포장재, 옷, 화장품, 화학 물질에 들어 있는 내분비계 교란 물질이 바로 그 범인들이다. 이것들은 자연적인 호르몬 순환을 교묘하게 방해한다. 그뿐이 아니다. 우리의 유전자는 물론이고 자녀와 손주들의 유전자까지 바꾸어놓을 수 있다. 실제로 서구 산업국가 국민의 90퍼센트가 호르몬 활성 물질에 해를 입고 있다는 연구 결과도 나와 있다.

2010년 세계보건기구는 내분비계 교란 물질을 전 세계인을 위협하는 위험 물질로 평가하였다. 독일 내분비학협회 역시 호르몬 체계와 대사에 해를 끼쳐 건강을 위협하는 화학 물질들에 주목하고 있다. 내분비 교란 물질은 유방암과 전립선암 같은 호르몬성 질환을 촉진할 수 있다. 또 아동의 신경계를 손상시켜 주의력결핍 과잉행동장애(ADHD)를 유발할 수 있으며 성기 기형과 정자 감소의 원인으로도 지목된다. 심지어 갑상선 질환과 당뇨, 비만 같은 대사 질환이 세계적으로 급증하고 있는 것 또한 이 물질 탓이 아닌가 하는 의심이 일고 있다.

호르몬 교란 물질은 어떻게 작용하는가

독일 내분비협회 대변인 헬무트 샤츠 교수는 내분비 교란 물질이 호르몬 체계, 면역 체계, 대사, 지방 저장, 뼈 발달의 균형에 영향을 미친다고 설명한다. 체외 화학 물질인데도 체내 호르몬과 똑같이 내분비 시스템 깊숙이 침투해 지속적으로 훼방을 놓을 수 있다고 말이다. 내분비 교란 물질은 합성 호르몬과 비슷하게 체내 호르몬의 수용체와 결합한다. 그러고는 전혀 필요하지 않은 시점에 진짜 호르몬과 똑같은 반응을 불러내거나 수용체를 가로막아 체내 호르몬과의 결합을 막는다. 심지어 체내 호르몬의 생산, 수송, 분해를 방해하여 호르몬 농도를 제멋대로 바꾸기도 한다.

흔히 이 물질을 환경호르몬이라고 부르는데, 이 명칭은 두 가지 면에서 옳지 않다. 내분비 교란 물질은 절대 (체내) 호르몬이 아니며, 전혀 '자연적'이지 않기에 환경이란 말은 가당치 않다. 이것들은 호르몬을 흉내 낼 뿐이므로 몸에 미치는 영향 역시 전혀 생물학적이지 않다.

우리는 많게는 800가지나 되는 호르몬 교란 물질을 일상에서 사용한다. 그중 전 세계적으로 가장 많이 생산되는 화학 물질은 플라스틱에 들어 있어 식품 포장재로 사용되는 비스페놀 A(BPA)다. 이 물질에 대해서는 뒤에서 더 상세하게 알아볼 것이다. 다음으로 알루미늄은 유방암과 알츠하이머를 촉진한다는 의심을 받고 있다. 아직 과학적으로 완벽하게 입증된 사실은 아니지만 유명 화장품 제조사들이 앞장서서 알루미늄 사용을 중단하기로 결정한 것은 실로 다행스러운 조치라 하겠다. DDT(디클로로디페닐트리클로로에탄)는 이미 사용이 금지된 살충제로, 토양 침식을 촉진한다. 글리포세이트(Glyphosate)는 현재 가장 논란이 되고 있는 살충제이며, 프탈레이트(Phtalate)는 플라스틱을 부드럽게 만드는 유연제로 바닥재, 식품 포장재, 매니큐어, 인조 가죽, 장난감 등에 함유되어 있다. 이 물질은 플라스틱과 느슨하게 결합되어 있기 때문에 열을 가하면 증발하여 호흡기로 들어오거나 음식을 통해 입으로 들어온다. 프탈레이트는 간독성 물질로 분류되며 비만과 당뇨병을 유발하는 것으로 알려져 있다. 2015년 독일 라이프치히대학교에서 실시한 실험에서 쥐에게 유연제가 든 물을 10주 이상 주었더니 일반 사료를 먹였음에도 살이 쪘다. 유연제는 당 대사를 방해한다. 또 플라스틱에 함유된 오베소겐(Obesogen)은 비만을 유발하며, 테라토겐(Teratogen)은 암을 유발하는 물질이다. 카드뮴(Kadmium)은 장난감에 많이 들어 있고, 트리클로산(Triclosan)은 항균 제품과 치약에, 파라벤(Paraben)은 화장품에 들어 있다.

비스페놀 A는 플라스틱 코팅 용기, 맥주 캔, 콜라 캔, 테트라팩(Tetra Pak), 채소 진공포장재, 인스턴트 제품, 코팅 영수증, 플라스틱 안경 등 수많은 일상용품에 쓰이는 유연제이다. 전자레인지에 돌리거나 햇볕에 놓아두는 등 열을 받게 하면 증발하여 식품으로 들어간다. 비스페놀 A는 지방 용해 성질이 있어서 몸에 들어가면 빨리 흡수되어 지방 조직에 저장된다. 미국에서 실시한 연구 결과를 보면 코팅 플라스틱으로 포장한 식품을 먹었더니 며칠만 지나도 소변에서 최고 스무 배가 넘는 비스페놀 A가 검출되었다. 무엇보다 이 물질은 에스트로겐처럼 작용을 해서 아이들의 성조숙증과 이상행동을 유발할 수 있다. 다낭성난소증후군을 앓는 여성들에게서 비스페놀 A의 수치가 유의미하게 높다는 사실은 이 호르몬장애와 내분비 교란 물질의 상관성을 짐작하게 한다.

일본에서는 20년 전부터 비스페놀 A 프리 용기가 시판되고 있다. 프랑스의 경우 2015년 1월부터 식품과 접촉하는 모든 물질에 비스페놀 A의 사용을 금지하고 있다. 영수증으로 사용되는 감열지는 2020년부터 유럽 연합 전체에서 사용이 금지되었다. 2021년부터는 플라스틱 접시와 식기, 빨대, 면봉의 사용이 금지되었다.

플라스틱은 대부분 내분비 교란 물질로 만든 화학 물질들의 칵테일이다. 특히 미세플라스틱이 심각한 문제다.

미세플라스틱에 노출된 몸

미세플라스틱이란 5㎜보다 작은 플라스틱 조각을 말한다. 합성섬유, 마모된 타이어, 샤워젤, 샴푸, 치약, 장난감 등 수천 가지 일상용품에 들어 있거나, 그 용품들이 분해되면서 방출된다. 미세플라스틱은 썩지 않기 때문에 하수와 강을 따라 지구의 오지로 흘러간다. 심지어 북극과 남극에서도 PP(폴리프로필렌)와 PET(폴리에틸렌 테레프탈레이트) 형태의 미세플라스틱이 발견되었다.

1차 미세플라스틱은 화장품, 세제, 합성섬유에 마이크로비드의 형태로 들어가 있다. 독일 전역에서 해마다 방출되는 미세플라스틱은 30만 톤이 넘고, 이것들은 하수 처리 시설을 무사히 통과해 논밭으로, 강으로, 바다로 흘러든다. 그럼 바다생물들이 그것들을 먹고, 다시 그 생물들을 먹은 우리 몸으로 돌아온다. 2019년 오스트리아에서 실시한 선행 연구는 최초로 인간의 장에 들어온 미세플라스틱을 밝혀냈다. 실험 참가자(35세에서 65세까지)는 각 대륙에서 선발했고, 생선과 해조류를 포함해 모든 식품은 플라스틱 포장에, 물은 PET 용기에 담았다. 1주일 동안 참가자 모두는 섭취한 음식과 음료의 내용을 기록하고 1주일 후 대변 검사를 실시했다. 과연! 대변 10g에서 평균 스무 개의 미세플라스틱이 발견되었다.

미세플라스틱 조각은 자석처럼 주변의 독소를 끌어당겨 딱 붙여둔다. DDT처럼 이미 오래전에 금지한 화학 물질도 계속 고농도로 먹이사슬에 남아 있는 이유가 바로 그 때문이다.

2차 미세플라스틱은 병, 비닐봉지 등 큰 플라스틱 조각이 부서지고 부식되면서 생겨난다. 대기 중의 미세플라스틱은 대부분 마모된 자동차 타이어다. 의류도 상당한 환경오염 요인이다. 의류 섬유의 70퍼센트 이상이 엘라스틴, 폴리에틸렌, 폴리에스테르 같은 화학섬유를 포함한다. 겨울 외투 안감, 다기능 섬유, 땀을 빠르게 흡수하고 증발시키는 스포츠 의류 등이 대표적이다. 이 옷들을 세탁할 때마다 미세플라스틱 조각이 분리되어 하수를 타고 바다로 흘러들고, 결국 물고기 배 속을 거쳐 우리 몸으로 되돌아온다.

플라스틱 포장재의 문제가 특히 심각하다. 포장재를 부드럽게 만들거나 색을 입히기 위해 첨가 물질을 넣는데 많은 플라스틱 병의 경우 병 하나에 1500가지가 넘는 물질이 들어 있다고 한다. 대부분의 플라스틱 포장은 어떤 물질이 들어가는지를 플라스틱 제조업체만 알고 있다. 그런데 그 업체들이 쉬쉬하기 때문에 일반인들은 정확한 내용물을 알 길이 없다. 호르몬장애, 알레르기, 심혈관 질환, 천식, 당뇨병 같은 문명 질병이 플라스틱의 생산 및 플라스틱 쓰레기의 급격한 증가와 더불어 급격하게 늘어나고 있다. 이 사실은 둘이 연관되어 있을 수 있다는 주장에 힘을 보탠다. 어쨌든 학자들은 식품 포장의 분리(마모, 탈색)가 그 안에 든 식품에 우려스러운 영향을 미친다고 확신한다.

앞서도 말했듯 플라스틱의 증발이 문제다. 증발된 플라스틱은 호흡기나 식품을 통해 우리 몸으로 들어온다. 고기 조각처럼 특히 지방이 많이 함유된 식품은 플라스틱 포장재에서 나온 화학물질과

찰싹 결합한다.

적게 쓰고 재활용하고 재사용하고

그럼 소비자인 우리에게 어떤 대안이 있을까? 당연히 적게 소비하고 재활용을 잘 하며 재사용되는 제품을 선택해야 한다.

- 플라스틱을 피하고 일회용품 사용을 줄인다.
- 내용물에 주의를 기울인다. 프탈레이트 프리, 비스페놀 A 프리, 파라벤 프리 등의 제품을 사용하도록 노력한다.
- 장바구니를 들고 다닌다. (종이 포장지도 많이 사용하면 환경이 오염된다.)
- 남은 음식물은 호일이나 랩으로 싸지 말고 재사용이 가능한 비스페놀 프리 용기에 담아 보관한다.
- 채소는 포장되지 않은 것으로 고른다.
- 플라스틱에 든 식품은 절대 가열하지 않는다.
- 플라스틱 병에 든 음료는 마시지 않는다.
- 내부를 플라스틱으로 코팅한 통조림은 사지 않는다.
- 합성 향료를 사용한 화장품, 향수, 스프레이, 방향제를 사지 않는다. 대신 천연 아로마 오일을 사용한다.
- 식수 정화 필터를 사용한다.

내분비 교란 물질이 태반을 거쳐 태아의 혈관으로 들어가며, 엄마 젖을 타고 신생아의 몸으로 들어간다는 사실은 과학적인 연구 결과로도 이미 입증된 사실이다. 그런 아이들은 나중에 다양한 질환에 걸릴 위험성이 더 크다. 장차 아기를 가지려는 이들에게는 정말로 중요한 정보가 아닐 수 없다.

5부

셀프케어,
자기를
돌보는 법

MIDLIFE
Care

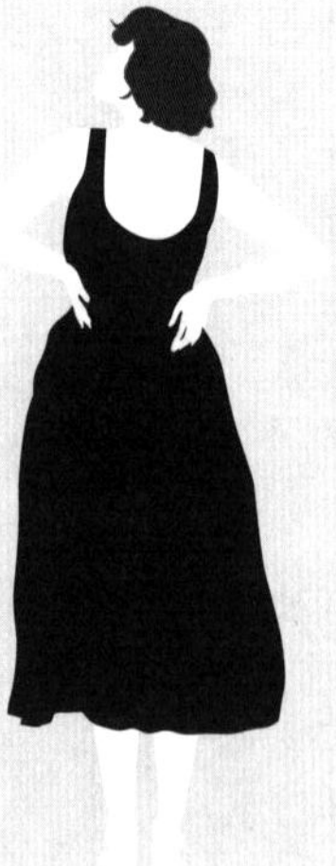

1

바디 마인드 의학

호르몬이 바뀌는 시기에는 신경도 불안해서 별것 아닌 일에도 날을 세울 때가 많다. 자신도 모르게 벌컥 화를 내고는 돌아서 후회를 하고, 부글부글 끓는 속을 달래지 못해 전전긍긍한다.

마음 챙김

그럴 때 놀라운 효과를 발휘하는 방법이 바로 마음 챙김이다. 마음 챙김은 스트레스를 막아주는 마음의 에어백이자 완충기다. 한 걸음 물러나 멀찍이서 상황을 바라볼 수 있으면 자신의 신체 반응과 감정도 객관적으로 관찰할 수 있다. 그럼 그 상황에서 무슨 일이 일어난 것인지, 어떻게 대처해야 옳을지 잘 판단할 수 있을 것이다.

마음 챙김은 명상, 요가, 기타 이완법들과 함께 바디 마인드 의학의 주축이 되는 프로그램이다. 과거엔 영성을 찾는 소수의 사람들이나 이용했지만 최근 들어 과학적 효과가 입증되면서부터는 최고 경영자들 사이에서도 인기가 높다.

명상은 만성 통증(두통과 등 통증), 고혈압, 심장 질환, 만성 질환에 유익하며 암 환자의 치료 효과를 높이는 데에도 큰 도움이 된다. 2016년 영국 컬럼비아대학교 학자들이 발표한 메타 연구 결과를 보면 명상은 특정 뇌 구조를 형태적으로, 다시 말해 그 구조 자체를 바꾼다고 한다. 특히 전두엽과 해마, 뇌섬엽 등에 있는 여덟 개의 뇌 부위가 그에 해당한다. 집중, 기억, 좌뇌와 우뇌의 소통, 감각에 중요한 부위들이다. 위스콘신대학교는 이미 그전에 승려들을 대상으로 명상의 유익함을 입증한 바 있다. 명상이 뇌 활동을 바꾸어 공감과 선한 마음 같은 긍정적 감정을 일으킨다는 사실을 입증했다.

독일 막스플랑크연구소에서도 현재 신경학자 타니아 징거(Tania Singer)가 이끄는 '리소스 프로젝트(The ReSource Project)' 연구팀이 승려들을 대상으로 특정 뇌 부위에 미치는 명상의 영향력을 연구하고 있다. 또한 진델 시걸(Zindel V. Segal), J. 마크 윌리엄스(J. Mark Williams), 존 티스데일(John D, Teasdale)이 마음 챙김 명상을 기반으로 개발한 우울증 재발 방지 프로그램은 현재 전 세계 정신병원과 심신치료기관에서 활용 중이며, 의학 치료 못지않은 큰 효과를 보고 있다.

이처럼 마음 챙김을 통한 스트레스 해소법은 전 세계 의료 기관에서 인기를 끌고 있으며 수많은 연구 프로젝트 팀에서 연구 대상으로 삼고 있다. 그중에서도 가장 유명한 방법이 8주 이상 과정의 스트레스 경감 그룹 프로그램인 MBSR(Mindfulness Based Stress Reduction)이다. 미국 매사추세츠대학교의 의학자 존 카밧진(Jon Kabat-Zinn)이 개발한 이 프로그램은 호흡법, 정좌 명상, 신체 감각 인지, 감정과 생각의 관찰 등이 주 내용이다. 그중 한 가지 훈련법으로 바디스캔(Bodyscan)이 있다. 온몸을 차근차근 순서에 따라 한 부위씩 집중해 느껴보는 것이다. 바디스캔을 하면 만성 통증에 시달리는 환자도 자신의 몸이 그저 통증 유발 원인에 불과한 것이 아니라는 사실을 경험하고 다른 신체 감각과 특성으로도 관심을 돌리게 된다. 그러면 몸을 온전히 인식할 수 있으며, 마침내 몸을 편안하게 거주하는 집으로 느낄 수 있다. MBSR는 다양한 훈련법을 통해 기어를 한 단 내리고 자신의 생각을 평가하거나 집착하지 않고 가만히 관찰하는 방법을 가르친다. 따라서 면역 체계에 긍정적 영향을 미치며 스트레스와 불안, 만성 통증을 줄인다.

존 카밧진의 기본 철학은 이렇다. 'MBSR는 자신과 세상을 새로운 눈으로 바라보고 자신의 몸, 생각, 기분, 인식을 의식적으로 대하는 법을 가르치는 기술이다.' 인생이 파도가 휘몰아치는 바다라면 파도에 휩쓸려 자신을 잃지 않아야 한다. 파도치는 바다에 빠져 허우적거리지 말고 파도에 올라타야 한다. MBSR를 통해 한 걸음 뒤로 물러나 자신을 관찰할 수 있다면 감정의 소용돌이에 빠져 허우적거리지 않을 것이다. 멀찍이서 상황을 객관적으로 볼 수 있고, 더 나은 결정과 판단을 내릴 수 있을 것이다.

매일 마음 챙김 훈련을 하면 마치 헬스를 해서 근육이 커지듯 해당 뇌 부위가 자극을 받는다. 훈련 주최자는 8주 과정을 시작할 때 참가자들에게 한 가지 목표를 정하라고 한다. 하지만 시간이 흐르면서 그 목표를 잊거나 목표 대신 순간으로 관심을 모아야 한다. 그런 요구를 받으면 처음에는 많은 참가자들이 당황하지만 실제로 해보면 정말 효과가 뛰어나다. 목표는 있지만 뒤로 밀려나고 마침내 평온이 찾아온다. 미래의 계획이나 과거의 분노가 아니라 오직 순간에만 집중한다. 지금 내 앞에서 일어나는 일만이 중요하다. 그럼 기대의 압박이 사라지고 평가도, 서두름도, 스트레스도 저 멀리 물러난다. 심지어 그토록 몸을 괴롭히던 통증마저 약해진다.

MBSR 수업에서 배운 훈련법은 집에 돌아와서도 8주 이상 규칙적으로 행해야 한다. 이 시간을 내는 것부터가 벌써 상당한 훈련이다. 처음에는 참가자 대부분이 당황하고 심지어 스트레스를 느낀다.('스트레스 줄이려고 명상법을 배웠더니 오히려 스트레스가 하나 더 늘었어.') 그게 정상이다. 스트레스에 짓눌린 사람들은 무엇보다도 시간이 없다고 느끼기 때문이다.

그러나 매일 훈련을 하다 보면 어느새 마음이 바뀔 것이다. 세상만사를 대하는 자세가 느긋해지고, 사람들을 대하는 태도에서도 한결 힘이 빠진다. 세상의 다채로움을 깨닫고 새로운 세상을 볼 수 있는 눈이 뜨인다. 행동 모드('당장 반응하고 화를 내야 해')가 존재 모드('화가 나는데 무슨 일이지?')로 바뀐다. MBSR는 판단하지 말고 모든 것을 열린 마음으로 받아들이라고 권한다. 아이처럼 초심을 잃지 말고 모든 것(신체 감각, 감정, 소리, 생각 등)을 지금 있는 그대로 바라보라고 권한다. 그럼 자신의 그릇된 반응을 깨닫고, 좀 더 차분하게 행동할 수 있으며, 스트레스와 부담에도 다른 방식으로 대응할 수 있다.

가령 8주 과정의 초기에 건포도 명상법이라 부르는 훈련 과정이 있다. 모든 참가자에게 건포도 한 알을 나누어주고 그것을 관찰하고 느껴보게 한다.(어떤 포도를 말린 것인지, 어느 나라에서 자란 포도인지, 얼마나 말렸는지, 어떻게 가공했는지 등등.) 건포도의 성질에 대해서도 알아본다. 그런 다음에야 건포도를 입에 넣고 오래오래 씹은 다음에 삼킨다. 그렇게 작은 건포도 한 알도 진정한 경험이 될 수 있는 것이다. 심지어 건포도를 안 좋아하는 사람에게도 말이다.

마음 챙김의 기둥

여기 지금을 산다: 지금 나의 몸에서 어떤 일이 일어나는지 관찰하라. 어제도 내일도 아닌 지금 이곳에서.

인내심을 키운다: 인생의 모든 일엔 때가 있다. 서두른다고 되지 않으며 부들부들 매달린다고 되는 일도 아니다. 무엇보다 개인의 성장 과정엔 속도전이 없다.

자신을 믿는다: 자신의 직감을 믿는 것이야말로 긴장을 푸는 최고의 조건이다. 자기 신뢰에는 자기 몸에 대한 신뢰도 포함된다. 무엇이 옳고 그른지를 우리 몸은 정확히 알고 있다. 그리고 그에 맞는 (경고) 신호를 보낸다.

있는 그대로 받아들인다: 세상을 바꾸려 하지 말고 있는 그대로 받아들여야 한다. 나의 통증, 번아웃을 외면하고 나의 상태를 부정하고 숨기려 들면 아무것도 바뀌지 않는다. 받아들이는 것, 그것이 치료의 가장 중요한 열쇠다.

판단하지 말고 행동한다: 많은 이들이 미화하거나 회피한다. 그러나 자신을 속이면 한 걸음도 더 나아갈 수가 없다. 사물에, 사람에, 상황에 낙인을 찍는 것 또한 큰 잘못이다. 열린 마음으로 진솔하게 사람과 상황을 대해야 한다.

의도 없이, 목적 없이 산다: 우리가 사는 세상은 항상 목표를 향해 나아간다. 의도 없이 일어나는 일은 하나도 없다. 마음 챙김은 그 반대다. 새로운 것에 마음을 열고 한껏 감탄한다. 목표가 나쁜 것은 아니지만 목표에 삶이 휘둘려서는 안 된다. 삶이 미래로 옮아가서 지금 이 순간을 살지 못하기 때문이다.

책임을 진다: 자기 인생은 스스로 책임진다. 그러려면 남에게 기

대하지 않아야 한다. 기대가 없으면 실망도 없다.

내려놓기를 배운다: 생각과 확신은 우리에게 엄청난 힘을 발휘하고 병을 일으킬 수 있다. 마음 챙김은 무엇을 내려놓아야 할지, 어떻게 해야 내려놓을 수 있을지를 가르친다. 사람도, 고통스러운 기억도, 힘든 상황도 다 내려놓자.

물론 마음 챙김을 열심히 훈련한다고 해서 평생 아무 문제도 생기지 않는 것은 아니다. 하지만 생각과 시선을 바꾸면 세상 모든 고난을 성장의 계기로 삼을 수 있다. 인생의 중반에 접어든 사람이라면 누구에게나 풍성한 경험의 보따리가 있을 것이다. 인생은 긴 강이다. 고요히 흐르던 물이 요동치는 때가 있고 맑디맑던 물이 탁해지는 때도 있다. 실존적 위기, 질병, 사랑, 이별, 실망, 기쁨, 행복은 맛을 더하는 양념이다. 홍수도 가뭄도 중요한 교훈을 남기는 스승이다. 이 사실을 깨닫는다면 인생의 강물이 또다시 요동친다 해도 한결 차분한 마음으로 대처할 수 있을 것이다. 한 발짝 뒤로 물러나 큰 호흡으로 상황을 바라보며 올바른 결정을 내릴 것이다. 위기를 이겨내면 강해지고 앞으로 나아간다. 존 카밧진은 말했다. "폭풍을 이겨낸 선장만이 훌륭한 선장이 될 수 있다."

명상

MBSR에서도 명상이 많이 쓰이지만 다른 수많은 마음 수련법에서도 명상은 널리 활용되는 훈련법이다. 아프가니스탄, 파키스탄, 인도에서 발견된 수십억 년 전의 동굴 벽화에서도 명상을 하는 그림이 발견되었다. 중국 전통 의학에서도 명상은 몸과 마음을 키우고 치료 과정을 돕는 치료법으로 널리 활용되었다.

규칙적인 명상이 통증 완화와 면역 체계 강화에 효과가 있다는 사실은 과학적으로도 입증이 되었다. 만성 질환, 통증, 우울증 치료에는 물론이고 이 질환들의 재발 방지에도 명상은 큰 도움이 된다.

명상은 언제 어디서나 할 수 있다. 꼭 요가 매트가 있어야 하는 것도 아니고 가부좌를 해야 하는 것도 아니며 시간이 엄청나게 걸리는 것도 아니다. 가장 유명한 명상법 중 하나로 초월명상(Transcendental Meditation, TM)이 있다. 인도의 마하리시 마헤시 요기(Maharish Mahesh Yogi)가 창안하여 1950년대에 서양에 소개했다. 이 명상법에서는 스승이 제자에게 각각의 진언을 전달한다. 그럼 하루에 두 번 앉아서 그 진언을 속으로 외운다. 초월명상은 수동적 명상법이다. 능동적 명상법의 경우 걷거나 진언을 소리 내어 외운다.

초보자는 하루 5분이면 충분하다. 의자나 바닥에 가만히 앉아서 호흡을 고른다. 네 호흡으로 들이쉬고 여덟 호흡에 내쉰다. 물론 처음 할 때는 단 몇 초도 가만히 앉아 있기가 힘들다. 아마 수십 가지 생각이 밀려올 것이다. '이 의자는 왜 이렇게 딱딱한 거야? 핸드

폰을 무음으로 돌렸나? 몇 시나 되었지? 윗집 남자는 왜 저리 시끄러울까? 토마토를 사야 해. 옆자리 마리안네는 나를 정말 좋아하는 것 같아. 근데 바바라는 어찌나 까탈스러운지, 원. 대체 휴가는 언제나 쓸 수 있을까…….'

이런 생각의 홍수를 막기 위해 호흡에 집중한다. 숨을 들이쉬고 내쉰다. 호흡이 자연스러워지면 한 점에 집중할 수도 있다. 의자를 문 앞에 놓았다면 눈을 뜨고 문고리를 쳐다보거나 눈을 감고 이마 한가운데에 집중한다. 생각이 떠오르거든 흘려보내고 다시 문고리에 집중한다. 그러다 보면 언젠가는 문고리도 인식하지 못할 것이다.

일주일에 3일, 5분에서 시작한 시간을 10분, 15분, 20분, 30분으로 늘린다. 매일 아침저녁으로 최소 30분씩 몇 년 동안 명상을 해온 숙련자들은 시작하자마자 바로 집중을 할 수 있다.

몇 주만 지나도 명상이 주는 마음의 평화가 좋아서 자꾸만 명상이 하고 싶어질 것이다. 우리 몸과 마음은 학구열에 불타는 학생이어서 자기한테 좋은 건 정말로 빨리 배운다.

명상을 하려면 조용한 환경이 필요하다. 명상을 할 거라고 미리 주변에 알리고 문을 닫거나 방문 앞에 '명상 중'이라고 써서 붙인다. 전화기는 당연히 꺼야 한다. 물론 우리가 사는 현실에서 완벽하게 조용한 환경은 불가능에 가깝다. 그러나 자꾸 하다 보면 밖에서 아이들 소리가 들려도 집중력을 잃지 않고 명상을 이어갈 수 있을 것이다. 무엇보다 받아들이려 노력해야 한다. 명상 중에 슬픔이나 불안이 일더라도 그 감정에 마음을 열고 그것이 지나가기를 기다리자.

어떤 날은 5분이 천 년같이 느껴진다. 도무지 집중이 안 되는 날도 있다. 그래도 용기를 잃지 말자. 당신만 그런 게 아니라 다들 그렇다. 오늘은 힘들어도 내일은 다시 마음의 평화가 올 것이다.

명상의 긍정적인 효과는 금세 느낄 수가 있다. 스트레스가 심한 상황에서도 전보다 훨씬 차분하게 대처할 수 있고 마음도, 표정도 느긋해진다. 사실 명상을 하다 보면 얼굴이 스르르 펴지기 때문에 자신이 평소 얼마나 찡그리고 사는지 절로 깨닫게 된다. 명상 수행자들은 주변에서 '얼굴이 좋아졌다'는 말을 많이 듣는다. 물론 그게 다 명상 덕분은 아니겠지만 명상의 덕이 큰 것은 부인할 수 없다.

명상을 통해 자신이 그동안 얼마나 많은 시간을 후회와 계획으로 헛되이 흘려보냈는지 깨닫고 나면 많은 사람들이 충격에 빠진다. 어떤 생각이 떠오르건 그 생각을 판단하거나 평가하지 않고 열린 마음으로 관찰하면 마음의 무게도 가벼워진다. 처음에는 해야 할 일들이 계속 떠올라 조급하고 불안할 것이다. 그럴 때는 생각에 이름표를 붙여보자. 미래의 일은 '미래', 과거의 일은 '과거'라고 꼬리표를 붙이는 것이다. '오늘 대출이자 나가는 날인데……'라는 생각이 떠오르면서 가슴이 벌렁거리거든 그 생각에 '미래'라는 이름표를 붙인 후 다시 자신의 호흡에 집중한다. 어떤 생각이건 그렇게 이름표를 붙이면 힘을 잃는다. 그건 그저 오고 가는 수많은 생각 중 하나에 불과하다.

뇌에서는 쉬지 않고 생각이 일어난다. 연구 결과를 보면 우리의 의식에 당도하는 모든 생각들 중 약 10퍼센트만이 적극적인 생각이라고 한다. 나머지는 '뇌의 소화'로 볼 수 있는, 그저 오가는 생각들인 것이다. 그러니 그 모든 생각에 신경을 쓸 이유가 없다. 거기에 일일이 신경을 쓰면 얼마나 스트레스가 심할까. 안타깝게도 명상을 하지 않는 대다수 사람이 그렇게 살고 있다.

호흡은 생명이다

우리는 매일 약 1만 8000번 숨을 들이쉬고 내쉰다. 숨을 들이쉬어 몸의 모든 세포에 산소를 공급하고, 내쉬어 몸속의 이산화탄소를 방출한다. 하지만 호흡을 의식적으로 하는 경우는 거의 없다. 의식적으로 천천히 내쉬는 깊은 호흡은 MBSR, 명상, 요가 등 모든 이완법의 기초다. '올바른' 호흡은 자율신경을 안정시키고 심박수와 혈압을 떨어뜨리며 생각을 가라앉힌다.

요가 호흡법인 프라나야마는 다양한 호흡법을 활용한다. 대표적인 것이 복식 호흡이다. 숨을 들이쉴 때 배를 내밀고 내쉴 때 당긴다. 내쉬는 시간이 들이쉬는 시간의 두세 배여야 한다. 숫자를 3, 4까지 천천히 세며 들이쉬고 6~8까지 내쉰다. 스트레스가 치솟는 상황에서도 이렇게 숨을 깊게 쉬면 금방 신경이 안정되고 마음이 차분해진다.

카팔라바티(정뇌 호흡)는 폐의 이산화탄소 배출을 촉진한다. 코로 숨을 들이쉰 후 입으로 짧고 힘차게 내뱉는다.

아눌로마 빌로마(교호 호흡)는 신체 세포의 정화를 돕는다. 양쪽 콧구멍으로 번갈아가며 호흡한다. 오른손 엄지로 오른쪽 콧구멍을 막고 왼쪽 콧구멍으로만 몇 초간 깊게 숨을 들이쉰다. 그다음 오른손 엄지와 오른손 검지로 양쪽 콧구멍을 막고 4초 동안 숨을 멈추었다가 오른쪽 콧구멍을 열고 8초 동안 숨을 내쉰다. 이어 왼쪽 콧구멍을 열고 같은 방식으로 호흡한다. 방금 전 숨을 내쉰 콧구멍으로 숨을 들이쉬는 것이 포인트다. 숨을 내쉴 때 순서를 바꾼다. 오른쪽, 왼쪽 호흡을 최고 8회 반복한다. 처음에는 땀이 나고 질식할 듯한 느낌이 든다. 그래도 꾸준히 훈련을 하면 인간이 얼마나 많은 공기를 들이마실 수 있는지, 무엇보다 자신의 호흡을 얼마나 쉽게 통제할 수 있는지를 알고 깜짝 놀랄 것이다. 이 호흡법이 혈압, 심박, 코르티솔 수치를 낮춘다는 사실은 과학적으로도 입증되었다.

이들 호흡을 하면 무엇보다 스트레스를 줄이는 부교감신경계가 활성화된다. 근육이 이완되고 뇌에서 이완의 증거인 알파파가 증가한다. 하루에 적어도 15분간은 호흡법을 실천해보자.

시작이 반이다

요가는 몸의 긴장을 풀어주고 마음과 정신의 균형을 맞춘다. 그래서 조금만 훈련해도 마음이 편안해지고 차분해진다. 덕분에 하타 요가, 비냐사 요가, 비르캄 요가, 호르몬 요가 등 다양한 방향의 요가들이

우리의 자율신경 체계

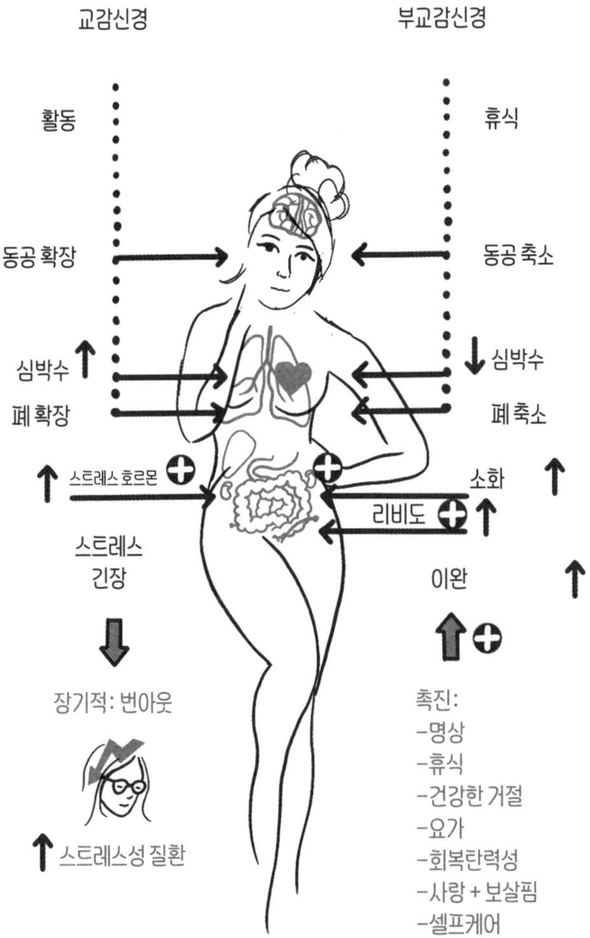

두 적수의 균형 잡기

지친 현대인들에게 힘이 되어주고 있다. 각자 입맛대로, 형편과 시간이 허락하는 만큼 골라 실천해보면 좋을 것이다. 요가는 특히 집중력과 심혈관 순환, 면역 체계를 강화한다.

요가 말고도 태극권, 자율훈련법(Autogenic Training) 등 다양한 이완법이 있다. 무엇을 선택했건 일단 시작했다면 당신은 바람직한 길로 가고 있다. 마침내 자신을 위해 시간을 냈으니 말이다!

2 관계

필자 주변의 친구, 지인, 환자 등 많은 여성들이 몇 년 전부터 인간관계가 힘들어졌다고 털어놓는다. 배우자(혹은 연인)뿐 아니라 자녀, 형제자매, 부모님, 친구들과도 사이가 안 좋아졌다고 말이다. 우리 여성들은 늘 최선을 다해 살아야 한다고 배웠다. 그래서 때로 그 노력이 무의미한데도, 심지어 건강에 해로울 때도 이를 악물고 열심히 살았다.

자녀들 앞에서는 강한 척하고, 동료들 앞에서는 자존심을 지키려 하며, 직장에선 나쁜 소릴 듣지 않으려고 애쓴다. 그러자면 기분이 울적해도 티 내지 않고 타인을 배려해줘야 하며 마뜩잖은 제안에도 응해야 할 때가 많다. 그동안은 이런 전략이 참으로 잘 통했고, 덕분에 주변 모두가 행복했다. 가족도, 친구들도, 동료들도, 상사들도, 부하직원들도. 다만 우리 자신은 행복하지가 않았다. 그리고 지난 몇 년 사이 부쩍 심해졌다. 더 불행해졌고 더 균형을 잃어갔다.

호르몬이 제멋대로 굴면 지금껏 잘 통하던 메커니즘이 갑자기 오작동을 일으킨다. 물론 그렇다고 해서 기분 내키는 대로 살고 배려도 하지 말고 절대 타협하지 말라는 말은 아니다. 하지만 호르몬 불균형 때문에 기분이 오르락내리락하면 전과 달리 감정 통제가 잘 되지 않는다. 스스로도 내가 미친 게 아닌가 싶고 옆에서 지켜보는 사람들도 깜짝 놀라지만 어쩔 수가 없다. 그럴 땐 남편의 짜증 섞인 불평 한마디, 동료의 사소한 오해, 아이의 퉁명스러운 말투에도 벌컥 화가 나고 눈물이 왈칵 솟는다. 하지만 또 돌아서 생각하면 그런 자신의 모습이 한없이 창피해서 고개를 들 수가 없다.

필자들의 경험으로 미루어볼 때 이럴 땐 소통이 최선의 방법이다. 허심탄회한 대화가 최고의 해결책이다. 말을 안 하는데 내 마음을 누가 알겠는가? 내가 지금 어떤 상태인지를 솔직하게 말해야 한다. 직장에서는 불가능하더라도 가족이나 친구한테는 그래야 한다.

물론 여기서 당장 부부심리치료를 해줄 수는 없을 것이다. 게다가 모든 관계는 나름의 법칙과 역학이 있다. 그러니 때로는 고개 돌려 주변을 한번 살피는 것이 큰 용기가 될 수도 있다. 가령 필자가 만난 한 여성이 들려준 이야기처럼 말이다.

그 여성은 지난 20년 사이 결혼을 네 번 했다고 말했다. 그리 놀랄 일은 아니다. 상대가 네 사람이 아니라 한 사람, 같은 남자니까 말이다. 대학 시절 그녀는 막 세계 일주를 마치고 돌아와 구릿빛 몸매를 뽐내는 긴 머리 대학생에게 홀딱 반했다. 밤새 춤을 추다가 새벽 4시에 일출이 보고 싶어지면 곧장 그녀와 함께 바다로 달려가던 남자였다. 그런 그와 3년의 시간을 함께했다. 두 번째 남자는 긴 머리를 자르고 양복을 입고 아침이면 출근을 했다가 밤이면 지친 몸을 이끌고 퇴근하는 남자였다. 춤추기 대신 테니스를 치거나 조깅을 했고 영화를 봤으며, 귀가하면 곧바로 곯아떨어졌다. 세 번째 남자는 직장 생활을 하는 아내를 대신해 아이 넷을 키우며 살림을 도맡아 하던 주부였다. 머리를 짧게 자르고 아침이면 축 늘어진 티셔츠 차림으로 그녀와 아이들의 아침을 차려주었고 저녁이면 테라스에 서서 퇴근하는 그녀에게 손을 흔들었다. 그리고 몇 년 전부터 함께 사는 네 번째 남자는 해외 건설 현장을 관리하는 프로젝트 매니저다. 몇 주간의 출장에서 돌아온 그를 마중하러 공항에 나갈 때면 그의 눈엔 이국의 풍경이 담겨 있고 그의 옷과 머리에선 이국의 향이 풍긴다. 비록 이제 그의 머리엔 머리카락이 하나도 남아 있지 않지만 말이다.

관계도 나이에 따라 여러 단계를 거친다. 좋건 싫건 인생은 변화다. 우리 여자들만 변하는 것이 아니라 남자들도 변한다. 그것 역시 호르몬의 책임일 것이다. 그럼에도 같은 사람을 몇 번이고 다시 사랑할 수 있다니 얼마나 멋진 일인가. 한 사람을 새로운 눈길과 열린 관심으로 지켜볼 수 있고, 그가 충분히 변할 수 있게 기다려줄 수 있다니 얼마나 신선한가. 인생의 단계마다 새롭게 얻은 깨달음을 매번 그와 함께 음미할 수 있다니 얼마나 대단한가.

그렇다. 참으로 멋질 것이다. 우리 모두가 절대 지겨울 일 없는 행복하고 너그러운 관계를 이어간다면 말이다. 항상 상대에게 관심을 기울이고 상대를 멋지고 섹시하다고 생각한다면 말이다. 안타깝게도 현실은 그렇게 간단하지가 않다. 그렇기에 대부분의 관계는 다른 모습이고, 대부분의 부부도 다른 모습일 것이다.

인생의 단계는 변하기 마련이다. 아이를 키우고 돈을 버느라 아등바등하는 시간도 언젠가는 지나간다. 아이들은 자라 제 갈 길을 가고, 직장에서도 후배들에게 자리를 물려주어야 한다. 밖으로 향하던 눈길이 이제 다시 부부에게로 돌아올 시간이다. 아내도 남편도 겪어보지 못한 낯선 상황이다. 늘 하던 이야기만 해서는, 또 늘 하던 식으로 서로를 대해서는 이 낯선 상황을 이겨내기 힘들 것이다. 자신을 다시 돌아보고, 자신의 역할을 점검하고, 곁에 남은 사람과 진심을 나누고 솔직하게 소통하지 않는다면 남은 삶도 불만과 후회만 가득한 어두운 시간이 되고 말 것이다. 달라진 상황에는 다른 세팅이 필요한 법이다.

선 긋기의 요령

관계에 대해 이야기를 하려면 에너지를 앗아가는 독이 되는 관계를 빼놓을 수가 없다. 계속 선을 넘으며 지나친 요구를 해대거나 자기 이야기만 떠들어대는 인간들만큼 에너지를 빼앗는 것도 없으니 말이다. 그러다 정작 우리가 도움을 청하면 궁색한 변명을 늘어놓으며 싹 고개를 돌리고 만다. 호르몬이 변하는 시기에는 매사에 예민해서 실망에도 더 취약해지는 법이다. 친구들과도 자주 싸우게 되고 심지어 연을 끊었다는 경험담도 많이 듣는다. 실제로 거의 모든 중년 여성들이 겪는 일이다. 그리고 그런 경험을 통해 중요한 질문이 고개를 든다. 이제 남은 시간은 누구와 함께할 것인가? 내 인생에서 삭제해도 좋을 친구는 누구인가? 마지막까지 같이 가고 싶은 이는 누구인가? 누가 에너지를 앗아가고 누가 에너지를 선사하는가?

에너지는 무한한 게 아니다. 타인에게 쏟을 에너지는 한정적이다. 한 사람에게 너무 많이 빼앗기면 남은 사람에게 돌아갈 에너지가 없다. 무엇보다 정작 내가 보살피고 싶고 보살펴야 하는 사람에게 힘을 내어줄 수가 없다.

물론 인간관계에서 선을 긋기가 말처럼 쉽지는 않다. 가능하다면 누구에게나 친절하고 싶고, 부탁도 웬만하면 다 들어주고 싶다. 그러나 그건 현실적으로 불가능하다. 특히 호르몬이 요동치는 시기엔 내 몸 하나 건사하기도 벅찰 때가 많다. 너무 많은 힘을 앗아가는 관계에는 더 이상 너그러울 이유가 없다. 선을 긋고 한 발짝 떨어져야 한다.

인간관계에서만이 아니다. 시간적으로나 공간적으로도, 정서적으로도 한 발짝 떨어질 수 있다. 공간적으로 보자면, 누구에게나 좋아하는 장소가 한 군데쯤 있을 것이다. 소파건, 방이건, 공원 벤치건. 삶이 힘에 부칠 때면 그곳으로 가서 몇 분 혹은 몇 시간 머물며 다시 힘을 채우자.

시간적으로도 선을 그을 필요가 있다. 일이 바쁘면 야근을 할 수는 있지만 야근이 일상이 되어서는 안 된다. 그런 삶의 종착지는 결국 번아웃일 것이다. 개인적인 만남도 마찬가지다. 한 달에 한 번, 30분 정도야 친구의 고민을 들어줄 수 있다. 하지만 걸핏하면 전화를 걸어 두 시간씩 징징댄다면 그건 선을 넘는 짓이다.

정서적으로 힘든 상황에도 선을 그어야 한다. 칭찬을 가장한 친구의 질투, 듣기 싫은 친척들의 잔소리는 어떻게든 최소화해야 한다.

중년은 인생의 쉼표다. 과거와 현재에 새로운 빛을 비추어 가만히 관찰하는 시간이다. 우정도 그 빛을 피해갈 수 없다. 기초가 튼튼하지 않거나 세월에 빛이 바랜 우정은 과감히 버려야 한다. 당연히 전화 한 번 때문이 아니다. 그동안 반복된 자잘한 실수와 모욕과 오해와 공격이 자존감을 갉아먹고 마음에 생채기를 냈다. 그것들이 흔들리는 호르몬의 힘을 빌려 크게 외친다. "이 정도면 충분해!"

부모와의 관계도 또 한 번 달라진다. 여기서도 선을 긋고 싶은 욕망이 커진다. '엄마, 내 나이 마흔이 넘었어. 애가 아니란 말이야!' 굳이 불퉁하게 쏘아붙이거나 벌컥 화를 낼 이유는 없다. 거절도 친절하고 다정할 수 있다. "오늘은 안 되겠는데……. 다음에 할게요." 회피도 하나의 전략이다. 에너지가 있다면 강아지도 맡아주고 아이도 봐줄 수 있겠지만 그렇지 않다면 처음부터 거절해야 한다.

가족 안에서도 마찬가지다. 가족 간에도 대화하고 부탁도 할 수 있는 시간이 있는가 하면 방해하면 안 되는 시간이 있다는 것을 아이들도 배워야 한다. 부부도 서로를 존중해야 한다. 시도 때도 없이 불러대서는 안 된다는 것을, 각자의 시간과 공간을 존중해야 한다는 것을 알아야 한다.

자신의 능력 인정하기

의자 등받이에 기대어 가만히 어제 하루를 떠올려보자. 어제 나는 무슨 일을 했고 어떤 문제를 처리했던가? 직장 일뿐 아니라 개인적인 일, 가족, 친구, 이웃과의 일도 다 포함된다. 아마 예상보다 너무 많은 일을 처리했다는 생각에 깜짝 놀랄 것이다.

생각 없이 하루하루를 바쁘게 살다 보면 하루 종일 뭐 했나 싶을 때가 많다. 하지만 이렇게 한번 생각으로건, 실제로 종이에 적건 어제 한 일을 쭉 작성해보면 아마 절로 '참 고생했다' 싶은 마음이 들어 자신의 어깨를 톡톡 두드리게 될 것이다.

내가 만난 중년 여성들은 다들 기대를 접었다고 말한다. 기다리고 기대하다가 실망하고 화내는 그 한심한 악순환의 고리를 이제는 끊었다고 말한다. 오늘도 누구 한 사람 알아서 쓰레기봉투를 들고 나가지 않았다? 온 가족에게 돌아가며 부탁을 하고 뒤돌아 욕을 퍼붓는 짓이 얼마나 스트레스인가. 그러면 누군가 못 참고 들고 나갈 때까지 썩은 냄새가 진동하건 말건 내버려두거나 아니면 불평 없이 자신이 갖다 버리면 된다. 차를 카센터에 맡겨야 하는데 남편이 또 까먹고 그냥 출근했다? 그럼 그냥 놔두고 걸어가든지 직접 차를 몰고 카센터로 가면 된다. 단, 불평하지 말아야 한다.

'나는 이만큼 했는데 당신은 손가락 까딱도 안 하고…….' 이런 식의 다툼이라면 이제 신물이 난다. 이보다 더한 에너지 도둑은 없다. 뭐하러 이 나이가 되어서까지 쓸데없는 싸움에 에너지를 낭비하는가? 그러기엔 인생이 너무 짧고 너무 아름다우며 너무 재미난 일이 많다. 고민하지 말고 행동하자.

내려놓고 맡긴다

짐이 너무 무거우면 내려놓아야 한다. 스케줄이 너무 많으면 취소하고 삭제해야 한다. 딴사람이 해야 할 일은 그에게 맡겨야 한다.

중년은 변화의 시간이다. 내 것이 아닌 것, 억지로 떠맡은 것은 전부 내려놓고 자신을 향할 시간이다. 등 떠밀려 맡은 직책, 친목을 위해 어쩔 수 없이 나가던 모임, 습관처럼 만나던 사람들, 모두가 점검이 필요하다. 정말로 내게 필요한 것인가? 내게 힘을 주는 것인가? 내가 아끼고 사랑하는 사람들인가? 혹시 다들 내가 나타나지 않기를 바라는 건 아닐까?

중년은 자신에게 귀를 기울이는 시간이다. 정직한 대답을 통해 다시 자신을 발견하는 시간이다. 사실 이 정도 나이면 없는 게 없다. 경제적으로도 어느 정도 안정이 되었고 경험도 많이 쌓았다. 굳이 남들 앞에서 있는 척할 필요도 없고 잘난 척할 필요도 없다. 지금이야말로 내려놓고 비울 시간이다.

80퍼센트면 충분하다

특히 여성들이 완벽주의에 빠지기가 쉽다. 완벽해야만 갈망하던 사랑과 인정을 받을 수 있다고 확신하기 때문이다. 이 얼마나 잘못된 생각인가! 지금 여기서 완벽주의에 대한 심층 심리학적 분석을 하자는 것은 아니다. 다만 완벽하지 않다고 해서 실패한 인생이거나 무가치한 인생이 아니라는 말을 하고 싶다.

완벽주의자에겐 이런 생각을 하는 것만으로도 훨씬 마음이 가벼워질 수 있다. 또 실패할지 모른다는 불안이 줄어들기 때문에 일을 끝까지 마칠 수 있다. 완벽주의자들은 기대가 너무 높은 탓에 좀처럼 만족하지 못하고, 도중에 포기하는 경우가 많기 때문이다.

기업의 에너지 절감 프로그램은 개인에게도 통한다. 밖으로 향하는 에너지를 줄여 자신에게 선사하자. 버리고 내려놓고 도움을 청하자. 하루 10분이라도 자신을 위해 시간을 내어보자. 그 10분이 100분의 가치가 되어 돌아올 것이다.

요즘 정리에 대한 관심이 느는 것도 같은 맥락일 것이다. 완벽하게 꽉 찬 집, 넘쳐나는 물건은 에너지를 앗아간다. 사는 것도 에너지요, 버리는 것도 에너지다. 꼭 필요한 물건이 아니라면 아예 사지를 말고, 샀더라도 1년 이상 쓰지 않았다면 과감하게 선물하거나 팔거나 버리자. 늘어나는 공간이 시간과 여유와 자유를 줄 것이다.

휴식 시간, 여유 누리기

독이 되는 관계는 끊고, 확실히 선을 긋고, 거절하고, 버리고, 맡기고, 집의 물건을 확 줄이고 나면 마침내 오랫동안 못 만났던 반가운 친구가 품으로 달려올 것이다. 바로 나만의 시간이다.

오랜 세월 '내 시간'은 신기루 같은 존재였다. 다가가면 터져버릴 것 같아 감히 다가가지 못했다. 그렇게 오랫동안 우리는 그 소중한 친구를 잊고 살았다.

휴식이란 말 그대로 쉬는 것이다. 소파에 앉아 하염없이 창밖을 내다보건, 침대에 누워 30분 동안 좋아하는 노래를 무한 반복해서 듣건, 욕조에 들어가 30분 동안 반신욕을 하건 오직 자신만을 위한 시간을 내는 것이다. 그 시간은 하고 싶은 것을 할 수 있는 자유의 시간이다. 어떤 의무도 책임도 없다. 필요하거든 사전 조치를 취하자. 침실에, 욕실에 들어갈 테니 절대 방해하지 말라고 식구들에게 양해를 구하는 것이다. 그렇게 흠뻑 그 시간, 그 공간을 누려보자.

3

자기 공감: 자신을 바라보는 시선을 바꾼다

자신이 어떤 사람이라고 생각하는가? 이 질문은 충만함과 조화, 행복으로 가는 길에서 반드시 던져야 할 질문이다. '난 미운 오리 새끼야. 평생 제대로 한 게 없어.' 이런 대답이 떠오르더라도 걱정하지 말자. 길을 잘 들었으니까. 어쨌거나 지금 자신에 대해 고민을 하고 있지 않은가.

자기 공감과 자기애로 가려면 그 적수와 싸우지 않을 수가 없다. 불안, 수치심, 분노, 부족한 자존감, 허약한 마음 등이 바로 그 적수다. 자신감을 떨어뜨리는 이 감정들을 우리는 마음을 성장시킬 엄청난 발판으로 삼을 수 있다. 자신의 나약함을 똑바로 바라보며 그것과 더불어 살 수 있다면 굳은 마음이 풀리면서 한 발 앞으로 나아갈 수 있다. 아이러니하게도 우리를 사랑스럽고 특별한 존재로 만들어주는 것도 바로 그 나약함이다. 우리는 스스로 생각하는 것보다 훨씬 다채롭고 모순적이며 역설적인 존재다. 생각보다 훨씬 나약하고 화를 잘 내며 별로 쿨하지 못한 존재다. 그런 본성을 들키지 않으려고 우리는 오랜 세월 역할과 방패 뒤로 몸을 숨겼다.

물론 직장에서는 프로답게 행동할 필요가 있다. 상대에게 믿음을 주어야 할 필요가 있다. 그런데 친구들과 함께 있을 때조차 친구들의 기대에 맞게 행동하려 애쓴다. 마음씨가 좋고 용감하며 총명하고 명랑한 사람으로 말이다. 우리는 어느새 이런 기대들과 하나가 되어버렸다. 마음이 울적한 날에도 "너 왜 그래? 무슨 일 있어?" 하고 묻는 친구들한테 설명하기 싫어 억지로 활짝 웃는다. 남을 속이면서 동시에 자신을 속인다. 자신이 너그럽고 착하며 믿을 만하고 사랑스러운 사람이라고 확신한다. 과연 그럴까? 우리는 감정 없는 기계가 아니다. 인공지능도 흉내 낼 수 없는 온갖 감정이 가능한 존재다.

자기 공감은 자신의 감정을 관찰하는 것에서 출발한다. 좋은 감정도, 나쁜 감정도 미화하지 말고 객관적으로 지켜보아야 한다. 쉬운 일은 아니다. 자신의 나약함과 불안을 인정하기란 쉬운 일이 아니기 때문이다. 하지만 자신의 일부를 계속해서 억압하고 부인한다면 결국 마음이 병들 수밖에 없다. 안타깝게도 너무나 많은 사람들이 이런 억압과 부인의 덫에서 헤어 나오지 못하고 힘들어한다.

자식에게, 배우자에게, 부모에게, 친구에게는 언제나 공감하려 애쓰면서 정작 자신의 아픔에는 공감하지 못한다. 똑같은 상황에서 유독 자기한테만 혹독하다. 친구의 실수에 대해선 괜찮다고 다독이면서 자신의 실수는 절대 그냥 넘어가지 못한다. 비행기에서 공포에 휩싸인 아이에게는 손을 내밀며 안심시키면서 정작 불안한 자신의 마음을 향해서는 '네가 어린애냐?'라며 야단을 친다. 토요일 아침에 도저히 일어나지 못하는 자신을 향해 게을러빠진 인간이라며 자책의 채찍질을 해댄다. 장도 봐야 하고 청소도 해야 하고 엄마한테 전화도 해야 하는데……. 하지만 주말인데 왜 알람이 필요한가? 왜 주말까지 양심의 가책에 시달려야 하는가? 한 번 더 돌아누우며 느긋한 시간을 즐겨도 누가 뭐라 할 사람 없다. 엄마한테는 푹 자고 나서 기분이 좋아지면 그때 전화해도 늦지 않다. 청소 하루 미룬다고 큰일 나지 않는다. 장보기는 식구한테 시키면 된다.

남에겐 그렇게 다정하고 친절하면서 자신에게는 왜 다정하지 않은가? 남에겐 하염없이 관대하면서 왜 자신은 부족하고 모자라다고 느끼는가? 악순환에 빠지지 말자. 자신이 모자라다고 느끼면 남들의 인정을 갈구하게 된다. 남들이 인정해주지 않으면 실망과 수치심에 빠지고 혼자의 세상으로 기어 들어간다. 남들은 칭찬하면서 자신에게는 사소한 것에도 트집을 잡고 비난을 해댄다면 그건 결국 나와 남들 사이에 벽을 쌓는 짓이다. 실제로 오랜 세월 동안 그렇게 살아온 여성들은 혼자 동떨어져 사는 기분이라고 고백한다. 어떤 때는 자신의 감정과도 동떨어진 느낌이 든다. 그 악순환에서 벗어날 수 있는 길은 자기 공감뿐이다. 자신을 더 많이 용서하고 자신에게 더 관대해지는 것뿐이다. 자신을 비판하지 말고 이해하는 법을 배워야 하는 것이다.

오스트리아 아동문학 작가 미라 로베(Mira Robe)가 쓴 유명한 동화 『작지만 나는 나』에는 '알록달록한 작은 동물'이 등장한다. 어느 날 물고기가 녀석에게 넌 무슨 동물이냐고 묻는다. 그때까지 한 번도 자신의 정체성을 고민하지 않았던 녀석은 문득 의문이 생겨 자신의 뿌리를 찾아 여행을 떠난다. 가는 길에 수많은 동물에게 물어보지만 모두들 자신과 닮은 부분은 있어도 같은 동물은 아니라고 말한다. '알록달록한 작은 동물'은 세상에 자신과 닮은 동물이 하나도 없다는 사실에 점점 실망한다. 그러다 어느 날 갑자기 번개를 맞은 듯 깨달음이 밀려든다. '그래, 나는 나야!'

이 역시 자기 공감의 본성이다. 자신이 누구인지, 정말로 무엇이 필요한지, 무엇을 버릴 수 있을지 알아내는 것이다. 그럼 자신을 훨씬 더 잘 보살필 수가 있다.

그 말은 무례한 자신의 태도도 용서할 줄 알아야 한다는 뜻이다. 상황이 너무 힘들거나 몸이 아파서 그랬을 수 있다. 자신의 행동을 일일이 분석하며 따귀 때리지 마라.

자기 공감은 스트레스를 예방하고 긴장을 풀어주며 자존감을 키우는 지름길이다. 힘든 호르몬 변화의 시기에 특히 우리 여성들에게 다시 균형을 선사할 최고의 방법이다.

설문지: 나의 자기 공감 점수는 몇 점?

다음 각 문항에 대해 1점에서 6점까지 점수를 매겨보자. 점수로 평가를 하려는 것이 아니다. 그저 자신을 얼마나 사랑으로 대하는지 새삼 느껴보는 계기가 되면 좋겠다.

- 세상에서 나를 가장 혹독하게 비판하는 사람이 나인가?
- 나는 나를 용서할 수 있는가?
- 나는 나를 위로할 수 있는가?
- 나는 나의 욕망을 진심으로 대하는가?
- 나는 나의 능력을 인정하고 높이 평가하는가?
- 나는 나에게 호의적인가?
- 나는 자신을 언급할 때 좋은 말을 쓰는가?
- 나는 칭찬을 흔쾌히 받아들일 수 있는가?

건강한 자존감: 나는 가치 있는 사람

특히 여성들 중에 정당한 이유도 없이 자신을 낮추는 사람이 많다. 누가 칭찬을 해도 손사래를 치며 부인하기 바쁘다. "얼굴이 좋기는 뭐가 좋아. 퉁퉁 부었는데." "아유, 잘하기는 뭘 잘해. 저번에도 완전 망했잖아."

물론 자기비판도 나름의 기능은 있다. 진짜 비판을 예방하거나 본질적인 문제를 회피하는 기능이다. 내가 상대의 칭찬을 부인하면 상대는 이렇게 반응할 확률이 높다. "아냐. 진짜라니까. 정말로 오늘 보기 좋아."

자기에 대해 지나치게 뻐기고 잘난 척해서는 안 되겠지만 오랜 시간 동안 자신을 괜찮지 않은 사람, 사랑받을 가치가 없는 사람이라고 생각하다 보면 결국 생각대로 정말 괜찮지 않은 사람이 되어버린다. 특히 여성들이 이런 자기비판에 취약하다. 늘 자신의 약점에 초점을 맞추기 때문이다. 그 이유는 바로 부정적인 자기 인식이다.

자신의 가치관이 확고하면 외부의 영향에 휘둘리지 않는다. 누가 비난을 하거나 모욕을 해도 끄떡하지 않고 제 갈 길을 갈 수 있다. 내 생각과 기분이 어떤지, 내 인생에 뭐가 중요한지 잘 알기에 그렇다.

많은 여성들이 요즘 주목받는 사회적 기술을 이미 장착하고 있다. 창의력, 공감, 민감함 등 사회를 결속시키는 데 꼭 필요한 특성들은 우리의 타고난 능력이다. 그런데 안타깝게도 사별이나 이혼으로 혼자가 되면 그 높던 자존감이 급속도로 떨어지는 경우가 많다. 반려자가 없으면 자신의 가치가 반감된다고 느끼는 것이다. 그들의 자존감이 발 딛고 선 땅은 위태롭기 그지없다. 늘 타인을 통해서만 자신을 정의해왔기 때문이다.

이런 태도는 남녀 관계를 넘어 대부분의 활동으로 뻗어 나간다. 남의 인정과 칭찬을 받고 싶은 욕망이 모든 것을 앞선다. 그러다 바라던 인정이 돌아오지 않으면 실망하고 걱정하는 것은 기본이고 자존감마저 크게 무너진다. 여기에 더해 만일 실직까지 한다면 과연 어떤 위기가 찾아올지 불 보듯 뻔하다.

건강한 자존감을 위해서는 외부의 영향에서 독립해야 한다. 옆에서 반대를 하건 찬성을 하건 내 일은 내가 확신을 갖고 결정한 것이다. 잘되면 기뻐하며 성공을 즐기면 될 것이고 못되어도 오롯이 나의 책임이니 불만이 있을 수 없다. 남들의 칭찬은 케이크를 장식하는 체리 한 알이다. 케이크 그 자체가 될 수는 없다는 얘기다.

자꾸 화가 난다면

필자들을 찾아오는 갱년기 여성들이 자주 언급하는 감정 중 하나가 분노다. 분노 역시 자존감을 갉아먹는다. 화가 나서 죽겠다는 여성들에게 이유를 물어보면 돌아오는 대답은 실로 다채롭다. 자기 인생에 화가 난다는 사람, 남편, 시부모, 상사 때문에 화가 난다는 사람이 대부분이지만, 날씨가 나빠서, 어제 본 영화가 개떡 같아서, 기회를 놓쳐서, 늙는 게 싫어서, 살이 자꾸 쪄서 화가 난다는 사람들도 있다. 특히 지금껏 주변 사람들을 위해 열심히 헌신했건만 돌아오는 게 없어서 화가 난다는 여성들이 많다. '왜 그렇게 어리석었을까? 왜 바보같이 시키는 대로 다 하며 살았을까? 왜 내 일을 포기했던가? 왜 진즉에 경제적으로 독립하지 못했을까?' 하고 말이다.

자신의 분노를 다스리는 것은 건강에 매우 좋다. 의학적인 의미로서의 건강은 물론이고 마음과 영혼의 건강에도 아주 유익하다.

분노의 주요 원인은 크게 두 가지로 볼 수 있다. 첫째는 인격적으로 무시를 당했거나 무례한 대접을 받았다고 느끼기 때문이다. 둘째는 기대가 무너져 실망했기 때문이다. 상대가 나의 예상대로 반응하지 않은 것이다. 첫 번째의 경우 우리는 상대에게 나쁜 의도가 있었다고 생각한다. '내가 상처받으라고 그런 거지.' 자존감이 낮으면 타인이나 상황의 공격에도 취약하다. 사실 상대에겐 별다른 의도가 없었을 수도 있다. 당신과 대화하고 있을 때 회사에 일이 너무 많아서 딴생각을 하고 있었을 수도 있다. 무심히 튀어나온 말에 괜히 당신이 상처를 받았을 수도 있다.

왜 주변 사람들의 말과 행동에 그렇게 쉽게 화가 나는지, 실제로 상대에게 악의가 있었던 건지 차분히 자신에게 물어보라. 아마 대부분은 악의가 있어서가 아니란 답이 나올 것이다. 궂은 날씨가, 연착한 기차가, 교통 체증이 나와 아무 상관이 없듯 상대의 말과 행동 역시 나 때문이 아니었을 수 있다. 세상은 돌고 돌며 사건은 쉼 없이 일어나고 당신은 우주의 중심이 아니다. 상대의 관심과 연민은 엄청난 성공이나 실패의 순간에만 주어진다. 상대는 그 잠깐의 순간 고개를 들어 당신을 바라보지만 이내 고개를 숙이고 자기 일에 빠져든다.

그걸 알면서도 자꾸만 남에게 기대하고 실망하고 화가 난다면 자신의 행동을 정직하게 점검해볼 필요가 있다. 나의 기대는 현실적이고 공정하며 정당한가? 과연 그가 채워줄 수 있는 요구인가? 아마 대답은 당신에게 유리하지 않을 것이다. 그래도 좋다. 그것 역시 (안타깝게도) 정상이니까.

남을 향한 분노가 실은 나를 향한 분노는 아닐까? 분노의 덫을 자세히 살펴볼 필요가 있다. 누구나 화가 날 때가 있다. 화가 난다고 해서 부끄러워할 이유도 없고 화를 억지로 참아야 할 이유도 없다. 화가 나면 화를 내자! 화를 내고 나면 던지고 싶던 서류를 다시 집어 들 수 있을 것이다. 혹은 참기 힘든 상황에서 빠져나와 새 삶을 시작할 수도 있을 것이다. 이런 의미에서 분노는 치유일 수 있고 자신의 욕망을 비추는 조명탄일 수 있다.

하지만 자기 파괴적이 될 경우에는 절대로 분노를 허용해서는 안 된다. 그래야 부정적 감정의 제물이 되지 않는다. 그런 분노는 무력감과 통제력 상실의 증거일 뿐이다. '세상에 실망해서 너무너무 화가 나!' 이런 식의 무기력한 분노에서 빠져나오는 방법은 바로 솔직한 표현이다. 자신이 바라는 것을 상대에게 솔직하게 말하면 된다. "내일 장 보러 갈 때 같이 갈래? 무거워서 당신 도움이 필요해." 말도 하지 않고서 배우자가 먼저 장 보러 가자고 하지 않는다며 속을 부글부글 끓여봤자 무슨 소용인가? 말을 안 하는데 상대가 어떻게 당신의 마음을 알 수 있을까?

분노가 잦거나 오래갈 경우엔 복식 호흡을 하거나 속으로 웃으며 분노를 날리는 방법도 있다. 처음엔 잘 안 먹히겠지만 자꾸 하다 보면 뇌도 금방 배울 것이다.

용서도 하나의 방법이다. 마음의 평화를 위해서는 한때 당신을 아프게 했던 사람을 용서할 필요가 있다. 물론 이때도 한계선은 있다. 당신에게, 가족에게, 주변 사람에게 범죄 수준의 심각한 해를 입힌 사람까지 용서할 이유는 없다. 물론 그럼에도 용서한다면 실로 위대한 인간성이겠지만 말이다.

또 당시엔 그것이 최선이었노라 인정하고 나면 분노가 절로 사그라들 것이다. 지금의 입장에서 당시의 자신을 비판하는 건 쉽다. 하지만 과거의 우리는 어렸고 경험도 부족했다. 당시엔 그게 최선이자 최고의 결정이라고 믿었다.

어떻게 자신을 보살필 수 있을까

중년은 자신과 깊이 있는 대화를 나누고 자신의 바람에 귀 기울이며 상상을 실천할 수 있는 기회의 시간이다. 그러자면 한 줌의 이기주의가 필요하다. 남을 희생시키는 이기주의가 아니라 자신을 위한 이기주의 말이다. 작은 변화는 큰 걸음을 재촉한다. 힘들어하면서도 습관이 되었다는 이유로 떨쳐내지 못하는 의무가 있는가? 무엇 때문에 화가 나는가? 나는 무엇을 바라며 무엇이 필요한가?

헝가리 학자 미하이 칙센트미하이는 '몰입(Flow)'이라는 말을 유행시켰다. 그가 말하는 몰입이란 긍정적인 의미에서 자신이 하고 있는 일에 푹 빠진 상태를 말한다. 몰입하면 자기 일을 사랑하게 되며,

언제쯤 집에 갈까 하고 자꾸 시계를 들여다보지 않는다. 지금 여기를 살고 아이 같은 순수한 기쁨을 맛본다.

당신은 어떤 때 몰입하는가? 당신이 생각하는 행복은 어떤 것인가? 사실 누구에게나 통하는 보편타당한 행복의 공식은 존재하지 않는다. 그럼에도 적극적으로 인생을 만들어나가는 사람이 남에게 휘둘린다고 느끼는 사람보다 더 행복하다는 건 이론의 여지가 없다. 행복이 밖에서 온다고 믿는 사람은 불행할 수밖에 없다. 결국엔 실망하게 될 테니 말이다.

2019년 독일에서 실시한 설문조사 결과를 보면 행복하기 위해 넘어야 할 가장 큰 장애물로 사람들은 세 가지를 꼽았다. 하나는 질병이고, 또 하나는 돈 걱정이며, 남은 하나는 스트레스다.

인간은 사회적 존재여서 혼자일 때보다는 가족, 친구들과 어울릴 때 더 행복을 느끼게 마련이다. 자신의 장점과 단점 모두를 인정하는 것도 중요한 행복의 길이다. 또 하나, 좋은 경험에 기뻐할 줄 알고 나쁜 경험과는 화해할 줄 아는 것이다.

누구나 인생의 정글을 헤쳐나가야 한다. 많은 사람들이 조건부 행복을 꿈꾼다. '변호사가 되고 나면, 큰 집을 장만하면, 연봉이 오르면 행복하고 만족할 텐데!' 스위스의 베스트셀러 작가 롤프 도벨리(Rolf Dobelli)는 주장하기를, 계획은 이루어지지 않는 법이라고 했다. 계획은 계속 고치고 혁신하고 맞춰나가야 하는 것이다. 조건이 행복을 가져온다고 생각하면 조건이 맞지 않을 때 유연하게 대처할 수 없고 불만과 슬픔에 빠질 것이다.

사실 행복하기 위해 필요한 것은 많지 않다. 물질, 신분, 외부의 인정보다 더 오래 행복을 주는 것은 경험이다. 마음을 들여다보거나 명상을 하는 것도 행복한 인생으로 가는 열쇠다. 따뜻한 말 한마디, 포옹 한 번, 식탁에 놓인 꽃 한 송이, 친구들과 보낸 시간, 함께 터트린 웃음……. 정작 우리에게 행복을 선사하는 것은 그런 소소한 것들이다. 눈을 감고 행복했던 순간을 떠올려보자. 당신에게도 그런 순간이 있었는가?

셀프케어란 자신의 욕망을 바로 알고 자신만의 시간과 공간을 마련하며 몰입할 줄 알고 꿈꾸는 일이다. 행복과 사랑을, 깃털같이 가벼운 삶을, 평온한 마음을, 떠나고 돌아옴을 꿈꾸는 것이다.

이제 진정한 자신의 길을 걸어갈 당신에게 큰 응원을 보낸다.

MIDLIFE
Care

미드라이프 케어

중년 이후 건강하고 활기차게 사는 법

1판 1쇄 펴낸날 2022년 9월 20일

지은이 | 주자네 에셰 벨케, 주잔 키르슈너 브로운스
옮긴이 | 장혜경

교정교열 | 심재경
경영지원 | 진달래

펴낸이 | 박경란
펴낸곳 | (주)심플라이프콘텐츠그룹
출판신고 | 2022년 1월 13일 제 2022-000020호
전 화 | 031-941-3887, 3880
팩 스 | 031-941-3667
이메일 | simplebooks@daum.net
블로그 | blog.naver.com/simplebooks

ISBN 979-11-977993-2-7 13510